Monthly Book *Derma.*

編集企画にあたって…

JN115771

　武漢での流行に端を発した新型コロナウイルス(COVID-19)の感染は，瞬く間に世界各地にとびひし，人類に恐怖と混乱をもたらしている．もともとコウモリを自然宿主としていたウイルスが，変異によりヒトへの感染力を獲得して引き起こされた新興ウイルス感染症である．エボラ，SARS，トリインフルエンザの原因ウイルスと同様に，最近動物からヒトに感染するようになった新参者のウイルスである．診断法，治療薬，ワクチンの開発が急ピッチで進んでいるが，一日も早い制圧を心から願っている．

　一方，本書で取り上げたウイルスの多くは，ヒトとともに進化し，長い歴史の中で共存関係を築いてきたウイルスである．新参者のウイルスとは異なり，致死的感染を引き起こすことは少ない．しかし，おとなしく見えても，長期にわたり宿主細胞や免疫系に影響を及ぼし，帯状疱疹，薬剤性過敏症症候群，種痘様水疱症，悪性リンパ腫，血管肉腫，メルケル細胞癌などのかなり厄介な病気を引き起こしてくる．

　本企画では，はじめに新型コロナウイルス対策でも課題となっているウイルス検査について，各々の検査法の原理とその意義を解説していただいた．さらに，皮膚科医が遭遇するウイルス関連疾患を中心にトピックスを取り上げ，それぞれのエキスパートの先生方に最新の知見をまとめていただいた．いずれの原稿も執筆者の熱意が伝わってくる非常に充実した内容で，私自身多くの気付きを得ることができた．本書をウイルス感染症の知識の整理に，または日常診療の手引きとして活用いただければ幸いである．最後に，素晴らしい原稿を賜った先生方にこの場を借りて厚く御礼申し上げる．

2020 年 5 月

浅田秀夫

KEY WORDS INDEX

WRITERS FILE
ライターズファイル
(50 音順)

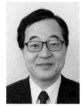

浅田　秀夫
（あさだ　ひでお）

1984年	奈良県立医科大学卒業 大阪大学皮膚科入局
1989年	同大学大学院修了 箕面市立病院皮膚科
1993年	大阪大学皮膚科，助手
1994年	米国 NIH 留学
2000年	大阪大学皮膚科，講師
2002年	奈良県立医科大学皮膚科，助教授
2007年	同，教授

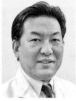

川村　龍吉
（かわむら　たつよし）

1990年	山梨医科大学卒業 同大学医学部附属病院皮膚科入局
1992年	静岡県共立蒲原総合病院皮膚科
1994年	山梨医科大学皮膚科，助手
1995年	順天堂大学医学部免疫学講座，研究員
1998年	米国国立衛生研究所/国立癌研究所留学
2002年	山梨大学皮膚科，講師
2014年	同，准教授
2017年	同，教授

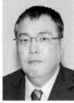

外山　　望
（とやま　のぞむ）

1973年	熊本大学卒業 同大学医学部附属病院麻酔科
1977年	宮崎医科大学附属病院皮膚科
1981年	県立宮崎病院皮膚科，医長
1983年	宮崎県日南市にて外山皮膚科を開業し，現在に至る

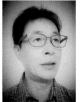

飯田　慶治
（いいだ　けいじ）

1982年	医療法人愛成会京浜学園臨床検査学部同学科卒業 株式会社エスアールエル入社
1985年	同社感染免疫部（現：感染症・マニュアル検査部）
2020年	同社マーケティング部マーケティング企画課

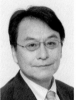

佐野　栄紀
（さの　しげとし）

1983年	愛媛大学卒業 大阪大学皮膚科入局
1988年	同大学大学院修了
1988〜92年	Albert Einstein Medical College (Immunology & Microbiology) 留学
1992年	堺市立堺市民病院皮膚科，医長
1994年	大阪大学皮膚科，助手，講師
2003年	MD Anderson Cancer Center, Visiting Assistant Professor
2004年	住友病院皮膚科，部長
2005年	大阪大学皮膚科，准教授
2007年	高知大学皮膚科，教授

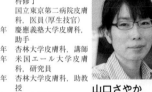

森野紗衣子
（もりの　さえこ）

2004年	群馬大学卒業 同大学医学部付属病院，伊勢崎市民病院にて初期研修
2006年	東京都立清瀬小児病院後期研修，終了後，総合診療科サブスペシャリティレジデント
2010年	東京都立小児総合医療センター同科
2012年	同センター感染症科
2014年	国立感染症研究所感染症疫学センター第三室
2019年	東北大学大学院修了

今福　信一
（いまふく　しんいち）

1991年	九州大学卒業 同大学医学部附属病院皮膚科，研修医
1992年	メリーランド大学皮膚科，医員
1996年	九州大学皮膚科，助手
2000年	広島赤十字・原爆病院皮膚科，診療部長
2003年	九州大学皮膚科，助手
2005年	北九州市立医療センター皮膚科，主任部長
2007年	福岡大学皮膚科，講師
2009年	同，准教授
2014年	同，教授

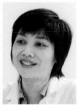

塩原　哲夫
（しおはら　てつお）

1973年	慶應義塾大学卒業
1977年	同大学大学院医学研究科修了 国立東京第二病院皮膚科，医員（厚生技官）
1978年	慶應義塾大学皮膚科，助手
1979年	杏林大学皮膚科，講師
1983年	米国エール大学皮膚科，研究員
1988年	杏林大学皮膚科，助教授
1994年	同，主任教授
2016年	同，名誉教授

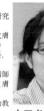

山口さやか
（やまぐち　さやか）

2004年	琉球大学卒業
2006年	中部徳洲会病院初期研修終了
2006〜08年	関西病院皮膚科
2008年	琉球大学皮膚科入局
2010年	国立療養所沖縄愛楽園，常勤医師
2012年	琉球大学皮膚科
2017年	同，講師

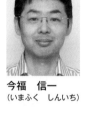

岩月　啓氏
（いわつき　けいじ）

1978年	北海道大学卒業 浜松医科大学医学部附属病院皮膚科，医員（研修医）
1979年	同，助手
1981年	同大学皮膚科学講座，助手
1984〜85年	文部省在外研究員（長期）として，リヨン（仏国），INSERM 第209部門（主任：Jean Thivolet 教授）へ留学
1991年	浜松医科大学医学部附属病院皮膚科，講師
1992年	福島県立医科大学附属病院皮膚科，講師
2001年	岡山大学大学院医歯学総合研究科病態制御科学（皮膚・粘膜・結合織学），教授
2008年	同大学大学院医歯薬学総合研究科皮膚科学分野（改組），教授
2011年	同大学病院，副病院長（教育担当，2012年：医療安全担当）
2016年	岡山県医師会，理事
2018年	岡山大学，名誉教授 福島労災病院皮膚科
2019年	藤田医科大学，客員教授

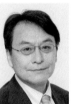

藤山　幹子
（とうやま　みきこ）

1989年	愛媛大学卒業 同大学皮膚科入局
1991年	松山市民病院皮膚科，副院長
1994年	愛媛大学皮膚科，助教
2011年	同，特任講師
2012年	同，講師
2014年	同，准教授
2018年	国立病院機構四国がんセンター皮膚科，医長
2020年	同センター，併存疾患センター長

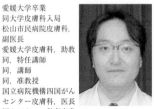

渡辺　大輔
（わたなべ　だいすけ）

1993年	名古屋大学卒業 厚生連加茂病院，研修医
1994年	名古屋大学皮膚科入局 同大学医学部附属病院，研修医
1999年	同大学大学院修了 同大学医学部病態制御研究部門ウイルス感染，助手
2002年	米国ハーバード大学ウイルス学留学
2004年	愛知医科大学皮膚科，助教授
2007年	同，准教授
2010年	同，教授

INDEX

Monthly Book ***Derma.*** No. 297／2020.6 ◆目次

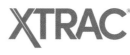
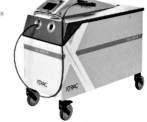

ウイルス性疾患 最新の話題

◆編集企画／奈良県立医科大学教授 浅田 秀夫 ◆編集主幹／照井 正 大山 学

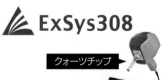

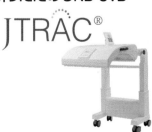

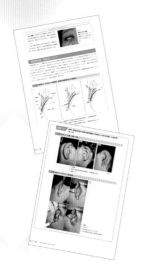
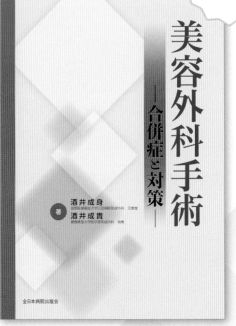

MB Derma, 297：1-11, 2020.

◆特集／ウイルス性疾患 最新の話題

ウイルス感染症の検査とその読み方

飯田慶治*

Key words：ウイルス抗原検査(virus antigen test)，ウイルス遺伝子検査(virus genetic test)，ウイルス抗体検査(virus antibody test)，迅速診断(rapid diagnosis)，交差反応(cross reaction)，ヒトヘルペスウイルス(human herpes virus)

Abstract　ウイルス感染症は臨床像が多彩であり，その症状から原因ウイルスを確定することは困難である．そこで，ウイルス学的検査である抗原検査，遺伝子検査，抗体検査が確定や診断の基本となる．抗原および遺伝子検査では，病原部位から，通常は検出されないウイルスが分離されたり，特異蛋白質，遺伝子が検出された場合の臨床的意義は高い．
　抗原検査のゴールデンスタンダードはウイルス分離・同定であるが，特殊な設備や技術が必要なこと，結果報告まで時間を要するなどの問題点がある．近年では迅速，簡便で特別な設備を必要としない臨床現場即時検査(point of care testing；POCT)が広く利用されている．また，高い感度と特異性を特徴とする遺伝子検査も，その有用性が認識され，さらにPOCT型の装置や試薬へと開発が進んでいる．これに対し，長きにわたり用いられてきた抗体検査に大きな進化はみられないが，現在においても感染症診断に必要不可欠な検査法であることは確かである．

ウイルス抗原検査

　ウイルス感染症の診断は病原部位からウイルスを検出することが最も基本的でかつ有効である．抗原検査のゴールデンスタンダードは，ウイルスを限定せず幅広く検出できるウイルス分離・同定である．しかし，ウイルスを分離するためには多種の培養細胞や動物が必要なこと，判定に専門的な知識，経験，技術や特殊な装置，設備が必要であること，操作が煩雑で，結果報告までに1〜4週間を要することから臨床検査としては有用とはいえない．また，保険適用されていないこともあり，検査依頼数は減少傾向にある．

　迅速診断の観点から，近年では診察や治療の現場にて検査するシステムである臨床現場即時検査

(point of care testing；POCT)が広く普及している．POCTは測定原理として主に免疫クロマトグラフィー法を用い，測定時間はほとんどの試薬キットが15分以内と迅速である．

　ウイルスを検出対象とする試薬キットは増加傾向にあり[1]，2種のウイルスを同時検出する試薬も上市されている．表1に検出対象となるウイルスと用いる検査材料を示した．

ウイルス遺伝子検査

　遺伝子検査は感度，特異性に優れることから，現在，ウイルス感染症の早期診断や治療のためのモニタリングに必要不可欠な検査法となっている．これに伴い，様々な技術を用いた検査法が開発され，体外診断用医薬品の承認や保険適用に至っている．また近年では，装置が小型，簡便，迅速化されている．さらに，疾患別に病原体を網羅的に検出する試薬と装置の開発へと，遺伝子検査技術の進化は目覚ましい．現在，感染症検査の

* Keiji IIDA，〒192-8535 八王子市小宮町51　株式会社エスアールエル感染症・マニュアル検査部，担当課長/マーケティング部マーケティング企画課

表 1. 免疫クロマトグラフィー法による POCT の検出対象ウイルスと用いる検査材料

検出ウイルス	検査材料
アデノウイルス	咽頭ぬぐい液, 角結膜ぬぐい液など
インフルエンザウイルス	鼻腔ぬぐい液, 鼻腔吸引液, 咽頭ぬぐい液, 鼻汁鼻かみ液など
水痘・帯状疱疹ウイルス	皮疹(水疱・膿疱)内容物, びらん・潰瘍のぬぐい液(上皮細胞を含む)など
単純ヘルペスウイルス	水疱, 潰瘍, びらんなど
デング熱ウイルス	血清・血漿・全血など(NS1 抗原や IgG/IgM 抗体を検出)
ノロウイルス	自然排泄便・浣腸便, 直腸便など
ヒトメタニューモウイルス	鼻腔ぬぐい液, 鼻腔吸引液, 咽頭ぬぐい液など
RS ウイルス	鼻腔ぬぐい液, 鼻腔吸引液, 咽頭ぬぐい液など
HBV	血清, 血漿など　(HBs 抗原)
ノロウイルス/ロタウイルス同時検出	自然排泄便, 直腸便など
ロタウイルス/アデノウイルス同時検出	自然排泄便, 浣腸便, 直腸便など
RS ウイルス/アデノウイルス同時検出	鼻腔ぬぐい液, 鼻腔吸引液, 咽頭ぬぐい液など
RS ウイルス/ヒトメタニューモウイルス同時検出	鼻腔ぬぐい液, 鼻腔吸引液, 咽頭ぬぐい液など

POCT は免疫クロマトグラフィー法が主役であるが, 今後, POCT 型の遺伝子検査装置と試薬が充実することで, 今まで遺伝子検査が困難であった診療所や開業医などの医療現場でも診断に遺伝子検査が活用されることが期待される[2]. 表 2 に遺伝子増幅法を用いた POCT 型検査装置と検出対象となる病原体を示した. 表中の網羅的遺伝子検査装置とは同時に複数の病原体遺伝子を検出するシステムである. なお, 検出パネルの病原体については各社ホームページなどを参照されたし.

ウイルス抗体検査

ウイルス抗体検査には補体結合反応(CF 法), 赤血球凝集抑制反応(HI 法), 蛍光抗体法(FA 法), 中和反応(NT 法), 酵素免疫法(EIA 法), 粒子凝集反応(PA 法), 化学発光酵素免疫法(CLEIA 法), 蛍光免疫測定法(FIA 法), 蛍光酵素免疫法(ELFA 法), ラテックス免疫比濁法(LTI 法)などがある. 代表的な検査法とその特徴, 対象となるウイルスを表 3 に示した. 抗体検査には 1 つのウイルスに対して複数の検査法が存在すること, 抗体の推移が検査法により異なること, 固有の基準値が設定されていることなどから, 各検査法の特徴を十分に理解したうえで, 目的のウイルスに応じた検査法や項目の選択が重要となる.

1. 検査法別にみた依頼数割合の推移

当社に依頼された主要なウイルス抗体検査法の依頼数の割合について 1991 年と 2018 年を対象に調べた. 結果として, 現在では CF 法, FA 法, HI 法, NT 法は大きく減少し, EIA 法が抗体検査の主流となっている(図 1). CF 法, HI 法, NT 法の依頼数減少については, EIA 法に比べ一般的に感度が劣ること[3)~5)8)], 抗体の有無を調べるには陽性率が高い EIA 法が適切であること[6)~8)]などへの認識が高まったことが要因と思われた.

2. ウイルス感染後の抗体応答パターンと各抗体の特徴

ウイルス感染後の各抗体応答パターンの概念図を図 2 に示す. ウイルス初感染後, 早期に IgM 抗体が産生される.

HI 抗体は低親和性を含む IgM, IgG, IgA 抗体が活性を持つため速やかに上昇する. CF 抗体は IgM, IgG 抗体が活性を持つが, 主に IgG 抗体が占めるため上昇する時期は HI 抗体よりやや遅れる. NT 抗体は IgM, IgG, IgA 抗体が活性を持つが, そのなかでも高親和性 IgG 抗体に高い中和活性があるため検出時期は他の抗体に比べ遅れる.

再感染(二次性ワクチン不全:SVF 含む)や再活性時では, 既に免疫に感染の記憶があるため速やかに大量の IgG 抗体が産生される(HI, CF, NT 抗体には IgG 抗体が含まれるが, 上昇する時期は

表 2. 遺伝子増幅法を用いた POCT 型検査装置と検出対象となる病原体（各社ホームページより抜粋）

	検査機器名	販　売	測定時間	検出対象病原体 （赤字：ウイルス，黒字：ウイルス以外）
小型 卓上型	Smart Gene®	株式会社 ミズホメディー	試料滴下から 約 30〜50 分	◎*M. pneumoniae*
	GeneXpert® システム	ベックマン・ コールター 株式会社	反応時間 30〜120 分	◎*C. difficile* ◎MTB とリファンピシン耐性遺伝子 △ノロウイルス △エンテロウイルス（髄膜炎） △VRE (vanA/vanB) △KPC, NDM, VIM, OXA-48, IMP-1 同時検出と識別
	LoopampEXIA®	栄研化学 株式会社	測定開始から 1 時間以内	◎H1pdm2009 インフルエンザウイルス ◎A 型インフルエンザウイルス ◎H5 亜型インフルエンザウイルス ◎SARS コロナウイルス ◎百日咳菌 ◎MTB ◎*M. pneumoniae* ◎レジオネラ属 △HSV △ノロウイルス (GI/GII)
中　型	TRCReady-80	東ソー 株式会社	検出，報告まで 約 40〜50 分	◎*M. pneumoniae* ◎*C. trachomatis/N. gonorrhoeae* ◎MTB ◎MAC △ノロウイルス
	GENE CUBE®	東洋紡 株式会社	測定開始から 最短 30 分	◎*M. pneumoniae* ◎*C. trachomatis* ◎*N. gonorrhoeae* ◎メチシリン耐性遺伝子 ◎MTB ◎MAC ◎MAI △*M. kansasii* △*M. bovis* BCG △*S. aureus Nuc* 遺伝子 △ESBL 遺伝子（CTX-M 型） △*H. pylori* 23S rRNA 遺伝子 2142 番目あるいは 2143 番目の塩基変異
	ミュータス ワコー g1	和光純薬工業 株式会社	開始後約 45 分 で測定終了	◎MTB ◎MAC
開発中 販売前	Simprova®	栄研化学 株式会社	反応時間 30〜120 分	○MTB ○MAC ○*M. pneumoniae* ○百日咳菌 ○レジオネラ属
	コバス Liat システム	ロシュ・ダイアグ ノスティックス 株式会社	検体の抽出・増 幅・結果報告ま で 20 分以下	△インフルエンザウイルス A/B & RSV
	GeneSoC®	杏林製薬 株式会社	5〜15 分程度で 目的遺伝子を定 量	開発中
網羅的 遺伝子 検査装置	FilmArray® システム	ビオメリュー・ ジャパン 株式会社	1 時間	◎呼吸器パネル ◎脳炎・髄膜炎パネル ◎血液パネル
	Verigene® システム	株式会社日立 ハイテクノロジーズ	2〜2.5 時間	◎血液パネル（BC-GP，BC-GN） ◎*C. difficile*

MTB（*Mycobacterium tuberculosis* complex），MAC（*Mycobacterium avium* complex），MAI（*Mycobacterium avium*-intracellulare）
◎：体外診断用医薬品　○：体外診断用医薬品申請中　△：研究用試薬　（2019 年 12 月現在）

それぞれの抗体が持つ特性により差が生じる）．この際，IgM 抗体は検出されても低量で短期間しか検出されないことがある．

a）IgM 抗体

IgM 抗体は一般的に感染初期に速やかに上昇し，短期間で下降・消失する．そのため，急性期の単血清から IgM 抗体が検出されれば近い過去に感染があったことが推測できる[9]．ただし，発症早期は十分に産出されないことがあるため，発症 48 時間以降に測定することが望ましい[10]．もし，臨床経過や関連検査からウイルスの感染が否定的な場合は，他の検査法や試薬キットでの確認，ペア血清による有意上昇を確認し診断することが望まれる．また，感染したウイルスによる違いはあるが，検出期間には個人差があること，長

期持続陽性や非特異的反応を示す[11]〜[16]ことが報告されているため診断には注意が必要である．

IgM 抗体は分子量が大きく胎盤を通過できないため，もし，新生児で IgM 抗体が検出されれば，それは子宮内感染などの垂直感染が起きたことを意味する．

b）IgG 抗体

IgM 抗体にやや遅れて上昇する．抗体のなかでは最も多くの量が産生され，長期間残存するため，感染既往の証明に有用である．既感染者やSVF における再感染，潜伏感染時の再活性があった場合，早期に大量の IgG 抗体が産生される．

＜IgM 抗体，IgG 抗体を検出するための主な検査法の特徴＞

（1）EIA 法：感度と特異性に優れた方法であり，

表 3. 代表的なウイルス抗体検査の方法と特徴，対象となるウイルス（文献 24 より転載，一部改変）

検査方法	特　徴	対象となるウイルス
補体結合反応（CF 法）	・群特異性に優れる ・感度が低い ・早期に抗体が消失する（感染ウイルスにより異なる） ・抗補体作用の影響で判定不能となることがある	インフルエンザウイルス，アデノウイルス，サイトメガロウイルス，単純ヘルペスウイルス，水痘・帯状疱疹ウイルス，RS ウイルス，ムンプスウイルス，コクサッキーウイルス，日本脳炎ウイルスなど
赤血球凝集抑制反応（HI 法）	・型特異性に優れる ・特定の動物に赤血球凝集能を有するウイルスのみ検査可能 ・IgG/A/M に活性があるため感染早期に抗体価が上昇する	風疹ウイルス，麻疹ウイルス，ムンプスウイルス，日本脳炎ウイルス，インフルエンザウイルス，パラインフルエンザウイルス，エコーウイルスなど
蛍光抗体法（FA 法）	・免疫グロブリン分画別に抗体測定が可能 ・目視判定のため客観性に欠ける	EB ウイルス，ヒトヘルペスウイルス 6 型など
中和反応（NT 法）	・型特異性に優れる ・感染防御抗体を検出する ・手技が煩雑で結果報告まで時間を要する ・時間の経過とともに活性が上昇するため検出時期が遅い	アデノウイルス，単純ヘルペスウイルス，コクサッキーウイルス，エコーウイルス，エンテロウイルス（各型），麻疹ウイルス，RS ウイルス，ムンプスウイルスなど
酵素免疫法（EIA 法）	・免疫グロブリン分画別に抗体測定が可能 ・感度，特異性に優れる ・迅速性に優れ，定量的データが得られる	EB ウイルス，サイトメガロウイルス，単純ヘルペスウイルス，水痘・帯状疱疹ウイルス，麻疹ウイルス，風疹ウイルス，ムンプスウイルス，ヒトパルボウイルス B19，肝炎ウイルスなど
粒子凝集反応（PA 法）	・感度に優れる ・手技が簡便	HTLV-1，麻疹ウイルスなど
化学発光酵素免疫法（CLEIA 法）	・感度，特異性に優れる ・処理能力に優れる ・迅速性に優れ，定量的データが得られる	HIV，HTLV-1，肝炎ウイルスなど

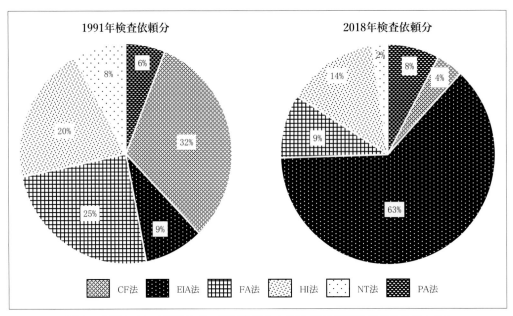

図 1. 主要ウイルス抗体検査の依頼数割合の推移（当社依頼検査集計結果より）

免疫グロブリン分画別の抗体測定が可能な検査法である．本邦ではデンカ生研社製の試薬キットが主に使用されている．デンカ生研社製の試薬はIgG 抗体測定には抗原固相法を，IgM 抗体測定にはリウマチ因子や IgG 抗体が高濃度に含まれる血清においても影響を受けない抗体捕捉法[17)18)]が原

理に用いられている．EIA 法は特に煩雑な操作を必要とせず，短時間で結果を得ることができるため，近年では主流の検査法となっている．
　（2）FA 法：ウイルス感染培養細胞を固定したスライドガラスに血清を反応，さらに蛍光色素標識抗ヒト免疫グロブリンを反応させることにより目

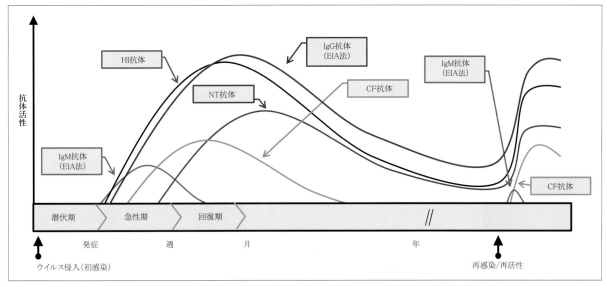

図 2. ウイルス感染後の各抗体の応答パターン(概念図)(文献 24 より転載, 一部改変)

的のウイルスに対する抗体を検出する. 免疫グロブリン分画別の抗体測定が可能な検査法である. 主に EBV(Epstein-Barr virus)の抗体測定に利用されている. 判定は蛍光顕微鏡を用いた目視判定のため高度な経験とスキルが必要となる. 培養細胞に対する抗体が反応すると非特異反応が生じ, 判定不能となることがある.

　⑶ **その他の検査法**：CLEIA/CLIA 法, ELFA 法, FIA 法などがある. 肝炎ウイルスや HIV などの抗体検査では CLEIA/CLIA 法が主流となっている.

　c）CF 抗体

　CF 法は 1900 年初期から用いられてきた歴史ある方法である. 原理として抗体が抗原と結合する際, 補体が消費(補体結合反応)されるが, 消費されずに残された補体の量を免疫溶血反応により測定し, その溶血量から目的ウイルスに対する抗体を検出する. CF 法は群特異性の高い検査法であるため, 血清型が多いアデノウイルスなどのスクリーニング検査(ペア血清による診断)に有用である.

　CF 抗体は再感染や再活性などがなければ, 短期間(6 か月〜1 年程度)で消失するという特徴を持つ. そのため図3の陽性率比較でわかるように, 麻疹ウイルスおよびムンプスウイルス既感染者における CF 抗体の陽性率は IgG 抗体(EIA 法)に比

べ低くなる. ところが, アデノウイルスやヒトヘルペスウイルス(HHV)などの場合は異なる. 例えば単純ヘルペスウイルス(HSV), サイトメガロウイルス(CMV)などの潜伏感染するウイルスでは, 再活性が起きやすいため CF 抗体が消失しにくい. その一方で, 同じ HHV に属する水痘・帯状疱疹ウイルス(VZV)は潜伏感染していても長期間, 再活性が起こることが少ないため[19], CF 抗体が産生されにくいと考えられる. 追加調査で CF 抗体が 4 倍未満群と 4 倍以上群における IgG 抗体(EIA)平均 EIA 値を調べたところ, 4 倍未満群では 16.1, 4 倍以上群では 63.5 と有意差($P<$0.05)が認められた. つまり, CF 抗体と IgG 抗体(EIA 法)陽性例では近い過去に再活性が起きて CF 抗体が上昇したと推察, よって, 帯状疱疹発症レベル以上の免疫を保持している可能性があると考えられる.

　d）HI 抗体

　ある種のウイルスは特定の動物の赤血球に凝能を持つ[20]. HI 法はこの赤血球凝集能がウイルスに対する抗体により抑制されることを利用した方法で, 凝集抑制の有無により目的のウイルスに対する抗体を検出する.

　HI 抗体は IgG 抗体(EIA)に比べ, 麻疹ウイルスやムンプスウイルスでは陽性率が低いが, 風疹ウイルスでは同等である(図4). そのため, 風疹ウ

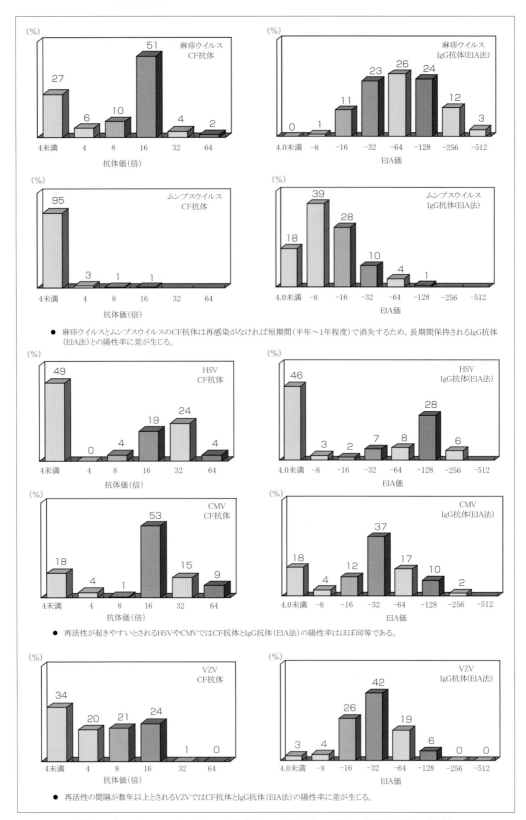

図 3. 各ウイルスにおける CF 抗体と IgG 抗体(EIA 法)の陽性率(同一血清)
(株式会社エスアールエル感染症 NAVI 編集グループ:日常診療のナビゲーションガイド
(感染症 NAVI), pp. 14-15, 2000. より転載, 一部改変)

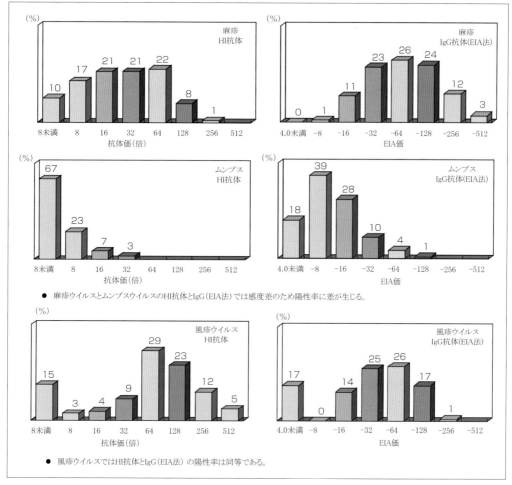

図 4. 各ウイルスにおける HI 抗体と IgG 抗体（EIA 法）の陽性率（同一血清）
（株式会社エスアールエル感染症 NAVI 編集グループ：日常診療のナビゲーションガイド
（感染症 NAVI），pp. 14-15，2000．より転載，一部改変）

イルス抗体検査にはいまだに多くの検査依頼があるが，HI 法は動物血球を用いることから，個体差（雄，雌，繁殖期など）が結果に与える影響や個体数の少ない希少動物からの採血，動物愛護の観点などから使用は避けたい．

e）NT 抗体

NT 法は抗体の作用によりウイルスの感染力が特異的に低下および損失（中和）することをみる方法である．このような活性を有する抗体を中和抗体（NT 抗体）という．IgM 抗体，IgG 抗体，IgA 抗体が中和活性を持つが，NT 抗体の中心となる IgG 抗体の抗原に対する親和性（avidity）は感染早期で低く，時間の経過とともに高くなる[21]．そのため，NT 抗体の上昇時期は HI 抗体や IgG 抗体（EIA 法）より遅れる．

NT 抗体は感染を防御する抗体を測定するため抗体検査のゴールデンスタンダードとされるが，ウイルスごとに培養細胞の準備，ウイルスの維持，培養技術，専用の施設や機器などが必要なことから，実施施設が限られる研究的な検査である．型特異性が高い検査でウイルスの血清型判定などに重要な方法であるが，抗体交差性が問題となることがある．

f）PA 抗体

PA 法は動物の赤血球の代用としてゼラチン粒子，ラテックス粒子，高比重複合粒子などの人工担体を用いる[22]．目的とするウイルスの抗原を吸着させた人工担体と抗体が結合し凝集塊を形成することにより抗体を検出する方法である．目視による判定が可能で，特殊な設備や機器を必要とし

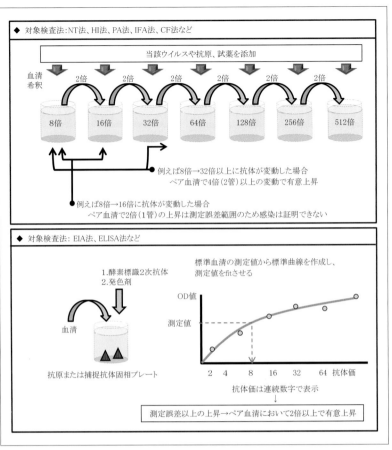

◆ 対象検査法：NT法、HI法、PA法、IFA法、CF法など

当該ウイルスや抗原、試薬を添加

血清
希釈

2倍　2倍　2倍　2倍　2倍　2倍

8倍　16倍　32倍　64倍　128倍　256倍　512倍

例えば8倍→32倍以上に抗体が変動した場合
ペア血清で4倍(2管)以上の変動で有意上昇

例えば8倍→16倍に抗体が変動した場合
ペア血清で2倍(1管)の上昇は測定誤差範囲のため感染は証明できない

◆ 対象検査法：EIA法、ELISA法など

1.酵素標識2次抗体
2.発色剤

血清

抗原または捕捉抗体固相プレート

標準血清の測定値から標準曲線を作成し、
測定値をfitさせる

OD値

測定値

2　4　8　16　32　64　抗体価

抗体価は連続数字で表示

測定誤差以上の上昇→ペア血清において2倍以上で有意上昇

図 5. 段階血清希釈法と一定濃度血清希釈法および抗体価の有意な変動

ない.

　PA 法は異常反応を起こすことが知られている. その原因としてよく用いられるゼラチン粒子の場合は抗コラーゲン抗体との交差性や感作に用いるウシ血清アルブミン(BSA), 粒子の着色剤と未感作粒子との反応が知られている[22].

抗体検査による感染の証明

　抗体検査法は, その測定原理から「段階血清希釈法」と「一定濃度血清希釈法」の2種類がある[10]. 「段階血清希釈法」は2倍段階希釈した血清を用いて抗体価を測定する方法で, CF 法, HI 法, IFA 法, NT 法, PA 法などがある. 「一定濃度血清希釈法」には EIA 法, ELISA 法, CLEIA 法, ELFA 法, FIA 法などがある. 図5に各希釈法の方法と対象となる検査法を示した.

　抗体検査により感染を証明するには, 急性期(感染初期)と感染2～4週間後の回復期のペア血清間で抗体価の有意な上昇を確認する必要がある. この有意上昇とは「血清2倍段階希釈法」と「一定濃度血清希釈法」の測定誤差範囲以上の上昇と定義されている[10]. 血清2倍段階希釈法では急性期と回復期のペア血清間の抗体価が4倍以上上昇すれば感染が証明, 一定濃度血清希釈法では, ペア血清間に2倍以上の上昇が認められれば感染が証明される[10]. 図5に各希釈法における有意な変動の考え方を示した. ペア血清での診断をする際の注意点として, 再感染や再活性, SVF などの感染早期では既に抗体価が上昇している例もあり, 有意上昇が確認できないこともある.

　抗体検査での感染証明の基本はペア血清であるが, 当社に依頼されるペア血清での検査依頼数は決して多くはない. このことから実臨床では, ほとんどの症例が単血清で診断されていると考えられる. 単血清でも抗体価が高ければ感染の急性期ととらえることもできるが, 抗体価には個人差が

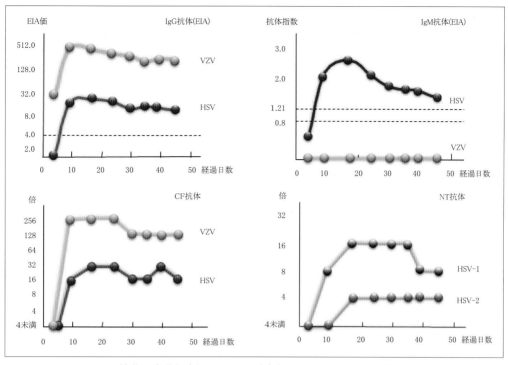

図 6. 抗体の交差性(連れ上がり現象)(文献 24 より転載, 一部改変)

あるため, 結果の解釈は慎重に行う必要がある.

抗体の交差性

血清学的検査には交差反応, 連れ上がり現象や抗原原罪[23]などが知られている.

特に, HHV は抗原に類似性があることから, 交差反応が起こることを前提に判断することが求められる.

αヘルペスウイルス亜科に属する HSV-1 および HSV-2 と VZV は, 感染動態に類似点がある. 図 6 は発熱, 歯肉口内炎が認められ, 口腔内擦過材料から HSV-1 が同定された HSV-1 初感染, VZV 既感染例である[24]. 感染後の抗体の推移をみるために各ウイルス抗体を継時的に測定した. その結果, IgG 抗体(EIA 法), CF 抗体において連れ上がり現象がみられた. 当社に HSV と VZV の IgG 抗体(EIA 法)と CF 抗体に同時依頼されたペア血清の交差性について調べた結果では, 40.2% の検体で両ウイルス間の抗体に交差性(有意な連れ上がり現象)が認められている.

NT 抗体においては HSV-1 と HSV-2 間での交差性が認められた. HSV のエンベロープには少なくとも 11 種類の糖タンパクが存在し, その糖タンパクは両者間で高い相同性を有することが知られている. そのため, NT 法はそれぞれの型での測定が可能であるが, 交差性が問題視される. 現在, FIA 法による HSV-1 および HSV-2 の型特異的な IgG 抗体を鑑別する試薬キット[25]が保険収載され臨床に用いられている. 交差性により NT 法で鑑別できなかった例を, 鑑別できることが期待される.

さいごに

近年, 感染症の早期診断や治療のために簡便で迅速な POCT が開発され臨床で活躍している. さらに現場のニーズは高い特異性と優れた検出感度, 迅速性と要求は高まり, POCT 型の遺伝子検査装置と試薬キット, さらに網羅的に病原体を検出できるシステムの開発までに至っている. 今後, さらなる試薬の性能向上と開発が, 感染症の早期診断と治療に貢献することに期待する. ただし, 使用する立場として, それぞれの試薬キットの特徴を理解したうえで検査法を選択し, かつ, 適切な検査材料, 採取部位, 採取時期を見定める

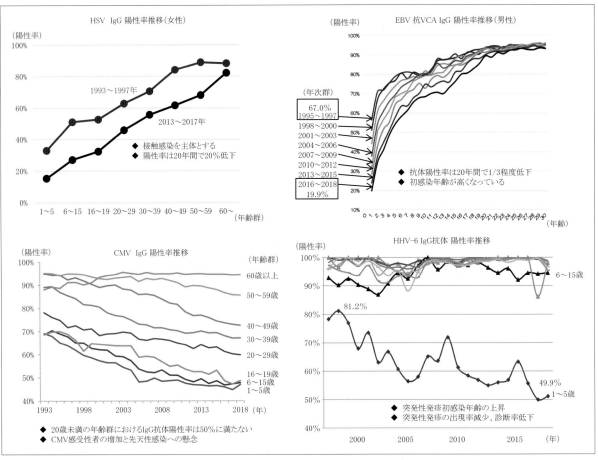

図 7. HSV，EBV，CMV，HHV-6 の IgG 抗体陽性率推移
（飯田慶治ほか：全国の医療機関から弊社に依頼されたヒトヘルペスウイルス抗体検査の結果集計から何が見える？
第 32/33 回ヘルペスウイルス研究会，2018，2019 より）

必要がある.

　抗体検査も診断には必要不可欠である. 抗体検査にはウイルスにより複数の検査法が存在し, さらに, 各検査法から得られる抗体価の高低や出現する抗体の種類, 交差性の有無などにより結果の解釈が異なる. そのため, それぞれの検査法の特徴を理解し, 目的に合った検査法の選択が必要となる. さらに, 検査結果だけでなく, 臨床症状, 既往歴, 年齢, 季節, 疫学情報, 海外渡航歴, ワクチン接種履歴, 投薬の有無などを, また近年では衛生状況の改善, 生活様式の変化, ワクチン接種などから種々のウイルスの感染状況に変化がみられている(図7)ことを含めて総合的に判断しなければならない.

文　献

1) 西山宏幸：各種迅速診断の感染対策への活用法. モダンメディア, **63**(7)：155-163, 2017.
2) 大楠清文：感染症検査の最前線—迅速な薬剤感受性検査の最新動向を含めて—. *Chemical Times*, **1**(239)：15-20, 2016.
3) 斎藤義弘：ウイルス分離, PCR, ウイルス抗体価の利用法. 小児内科, **37**：42-47, 2005.
4) 国立感染症研究所：医療期間での麻疹対応ガイドライン第7版, 2018.
5) 日本環境感染学会：医療関係者のためのワクチンガイドライン(第2版), 2014. (http://www.kankyokansen.org/other/vacguide.pdf).
6) 西村直子, 斎藤由美子, 武藤太一朗ほか：各種ウイルスに対する臍帯血の抗体保有状況. 小児感染免疫, **16**：167-172, 2004.
7) 寺田喜平ほか：麻しん, 風疹, 水痘, ムンプスに

対する抗体測定方法と陽性率の比較. 感染症誌, **74**：670-674, 2000.

8）庵原俊昭：ウイルス感染症の診断. 小児診療, **68**：1992-1999, 2005.

9）中村良子：ウイルス感染症の血清学的診断法. 臨床病理, **108**：29-35, 1998.

10）庵原俊昭：抗体検査：目的・結果・次にすることは. 小児感染免疫, **23**(1)：89-95, 2011.

11）Miendje Deyi Y, Goubau P, Bodeus M：False-positive IgM antibody tests for cytomegalovirus in patients with acute Epstein-Barr virus infection. *Eur J Clin Microbiol Infect Dis*, **19**：557-560, 2000.

12）Drouet E, Chapuis-Cellier C, Bosshard S, et al：Oligo-monoclonal immunoglobulins frequently develop during concurrent cytomegalovirus (CMV) and Epstein-Barr virus (EBV) infections in patients after renal transplantation. *Clin Exp Immunol*, **118**：465-472, 1999.

13）成育疾患克服等総合研究事業 母子感染の実態把握及び検査・治療に関する研究班（平成 25 年度～27 年度）：サイトメガロウイルス妊娠管理マニュアル, 2014.

14）田中敏博ほか：伝染性紅斑の成人患者における血清中の麻疹ウイルス IgM 抗体価の変動. 病原微生物検出情報(*IASA*), **31**：268-269, 2010.

15）佐藤 弘ほか：デング熱および突発性発疹と考えられる症例における麻疹 IgM 抗体陽性例. 病原微生物検出情報(*IASA*), **31**：269-271, 2010.

16）中村英夫：麻疹の病態と診断法. 小児感染免疫, **22**(1)：67-73, 2010.

17）Tuokko H：Comparison of nonspecific reactivity in indirect and reverse immunoassays for measles and mumps immunoglobulin M antibodies. *J Clin Microbiol*, **20**：972-976, 1984.

18）Sakata H, Tsurudome M, Hishiyama M, et al：Enzyme-linked immunosorbent assay for mumps IgM antibody：comparison of IgM capture and indirect IgM assay. *J Virol Meth*, **12**：303-311, 1985.

19）今福信一：単純ヘルペスと帯状疱疹. 西日皮膚, **78**(4)：401-407, 2016.

20）井上 栄, 水谷裕廸：ウイルスの赤血球凝集反応. 改訂第 2 版ウイルス実験学総論（国立予防衛生研究所学友会編）, 丸善出版, pp. 214-219, 1973.

21）Revello MG, Gerna G：Diagnosis and management of human cytomegalovirus infection in the mother, fetus, and newborn infant. *Clin Microbiol Rev*, **15**(4)：680-715, 2002.

22）亀子光明：第 9 章免疫血清検査 Ⅶ. 免疫血清学的検査. 臨床検査法提要, 改訂第 34 版, 金原出版, p. 906, 2015.

23）高木 淳：免疫記憶細胞(4). 検査と技術, **33**(4)：340-341, 2005.

24）飯田慶治：ウイルス抗原, 抗体検査の特徴と適切な検査の選び方. 鹿児島市医報, **48**(5)：16-19, 2009.

25）川名 尚ほか：HSV-gG 抗原を用いた新しい単純ヘルペスウイルス IgG 抗体検出キットの評価. 日性感染症会誌, **26**：53-59, 2015.

Monthly Book Derma. 創刊 20 周年記念書籍

そこが知りたい 達人が伝授する
日常皮膚診療の極意と裏ワザ

■編集企画：**宮地　良樹**

（滋賀県立成人病センター病院長/京都大学名誉教授）

B5 判　オールカラー　2016 年 5 月発行
定価（本体価格 12,000 円＋税）　380 ページ
ISBN：978-4-86519-218-6 C3047

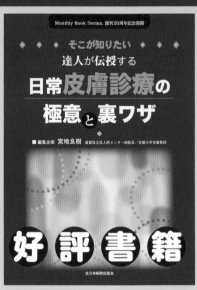

おかげをもちまして創刊 20 周年！
"そこが知りたい" を詰め込んだ充実の一書です‼

新薬の使い方や診断ツールの使いこなし方を分かりやすく解説し，日常手を焼く疾患の治療法の極意を各領域のエキスパートが詳説．「押さえておきたいポイント」を各項目ごとにまとめ，大ボリュームながらもすぐに目を通せる，診療室にぜひ置いておきたい一書です.

（株）全日本病院出版会

〒 113-0033　東京都文京区本郷 3-16-4
TEL：03-5689-5989　FAX：03-5689-8030
www.zenniti.com

MB Derma, 297：13-20, 2020.

◆特集／ウイルス性疾患 最新の話題
風疹・麻疹の流行とその対策

森野紗衣子*　　多屋馨子**

Key words：麻疹(measles)，風疹(rubella)，ワクチン(vaccine)，定期接種(routine immunization)，輸入感染例(imported case)

Abstract 「風しんに関する特定感染症予防指針」では，早期に先天性風疹症候群の発生をなくすとともに 2020 年度までに風疹の排除を達成することを目標としているが，2018～2019 年にかけて風疹の全国流行がみられた．また麻疹は，2015 年 3 月に日本は排除状態にあることが WHO 西太平洋地域麻疹排除認証委員会から認定されたが，その後も輸入感染例を発端とした集団発生が散見される．近年，麻疹は 2 回接種の機会がなかった若年成人を中心に，風疹は接種機会がなかった成人男性を中心に発症しており，成人での発症は先天性風疹症候群の発症，あるいは乳児麻疹の発症の感染源となるといった形で次世代にも影響を及ぼしている．風疹の排除達成，麻疹の排除状態維持のためには，1 歳以上で 2 回の麻疹ならびに風疹含有ワクチンの高い接種率の維持と 1 例発生した時点での早期対応を柱として，成人の予防対策，輸入感染症対策を含めた継続的な取り組みが必要である．

はじめに

風疹は 2018 年夏～2019 年にかけて，全国流行がみられた．また麻疹は，2015 年 3 月に WHO 西太平洋地域麻疹排除認証委員会から日本の麻疹排除状態が認定されたが，各地で輸入感染例を発端とした集団発生が散見され，2019 年現在，2015 年以降で最も麻疹報告数の多い年となった．風疹，麻疹ともに現在成人を中心に患者が発生しているが，成人のみならず乳幼児に重症の合併症をもたらすことがある．一方で，両疾患ともにワクチンで予防可能な疾患である．麻疹の排除状態の維持が望まれるとともに，風疹は 2020 年度までの排除を目標としている．本稿では各疾患の国内の疫学状況と対策について記述する．

風　疹

1．疾患の概要

風疹ウイルスは飛沫感染，接触感染により伝播する．感染から 14～21 日の潜伏期間の後に発症し，発熱，発疹，リンパ節腫脹(耳介後部，後頭部，頸部)を三主徴とする．一般的には予後良好な疾患であるが，関節炎，血小板減少性紫斑病，急性脳炎などの合併症がある．感染者のうち 15～30％程度は不顕性感染となり，明らかな症状はみられないが感染拡大に寄与する．

また，風疹に対する免疫が十分にない妊婦が妊娠 20 週ごろまでに風疹ウイルスに感染すると，児が先天性風疹症候群(congenital rubella syndrome；CRS)を発症することがある．先天性心疾患，難聴，白内障のほか，低出生体重，網膜症，肝脾腫，血小板減少などが生じうる[1]．感染時期が妊娠早期であるほど CRS の発症頻度が高い(妊娠 1 か月で母親が顕性発症した場合は 50％以上)[2]．

* Saeko MORINO，〒162-8640 東京都新宿区戸山 1-23-1　国立感染症研究所感染症疫学センター第三室
** Keiko TANAKA-TAYA，同，室長

表 1. 風疹・麻疹含有ワクチンの接種制度の変遷

年　月	接種制度	風疹含有ワクチン 定期接種対象	麻疹含有ワクチン 定期接種対象
1966 年	麻疹ワクチン 任意接種開始		
1976 年	風疹ワクチン 任意接種開始		
1977 年 8 月	風疹ワクチン 1 回定期接種開始	女子中学生[*1]	
1978 年 10 月	麻疹ワクチン 1 回定期接種開始		生後 12〜72 か月未満
1995 年 4 月	定期接種対象の変更	生後 12〜90 か月未満の男女[*2]	生後 12〜90 か月未満
2006 年 4 月	定期接種対象の変更(第 1 期・第 2 期), MR ワクチン定期接種導入	第 1 期:1 歳・第 2 期:就学前 1 年間	
2006 年 6 月	MR ワクチン 2 回接種開始		
2008〜2012 年度	第 3 期・第 4 期実施(5 年間の時限措置)	第 1 期・第 2 期・第 3 期:中学 1 年生・第 4 期:高校 3 年生 相当年齢	
2019 年 2 月〜	風疹第 5 期定期接種開始	第 1 期・第 2 期・第 5 期:1962 年 4 月 2 日〜1979 年 4 月 1 日 生まれの男性	

[*1]:1989 年 4 月〜1993 年 4 月は麻疹ワクチン定期接種時(対象:生後 12〜72 か月児)に,麻疹・おたふくかぜ・風疹混合 (measles mumps rubella;MMR)ワクチンが選択可となったが,MMR ワクチン使用中止に伴い中止された.

[*2]:1995 年 4 月〜2003 年 9 月の間は,生後 12〜90 か月未満の男女に加え,時限措置として 12 歳以上 16 歳未満男女が対象となった.2001 年 11 月〜2003 年 9 月の間,経過措置として 1979 年 4 月 2 日〜1987 年 10 月 1 日生まれの人に定期接種機会が設けられた.

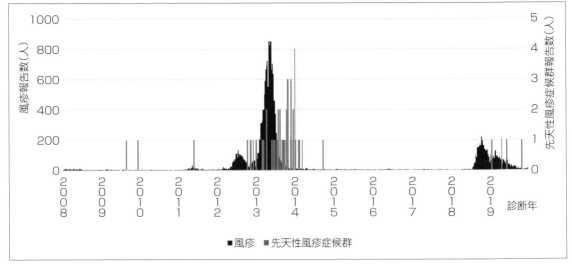

図 1. 風疹・先天性風疹症候群報告数.2008 年第 1 週〜2019 年第 52 週
(感染症発生動向調査より.2018〜2019 年は暫定値)

2．近年の国内疫学状況

a）風疹の定期予防接種制度の変遷(表 1,図 2 下段)

風疹はワクチンで予防可能な疾患であり,最も効果的な予防法は予防接種である.そのため,これまでの定期予防接種制度の変遷が,現在の風疹報告状況および抗体保有状況に現れている.

これまで日本では,1962 年 4 月 2 日〜1979 年 4 月 1 日の出生者は女性のみに 1 回,1979 年 4 月 2 日〜1990 年 4 月 1 日の出生者は男女ともに 1 回,1990 年 4 月 2 日以降の出生者は男女ともに 2 回の定期接種機会があった.近年,小児の第 1 期(1 歳),第 2 期(就学前の 1 年間)定期接種率は高くなっており,2018 年度の麻疹風疹ワクチンの定期予防接種率は第 1 期 98.5%,第 2 期 94.6%であった[3)4)].一方,1962 年 4 月 2 日〜1979 年 4 月 1 日生まれの男性は過去に定期接種機会がなく,2019 年 2 月から第 5 期定期接種として接種機会が設け

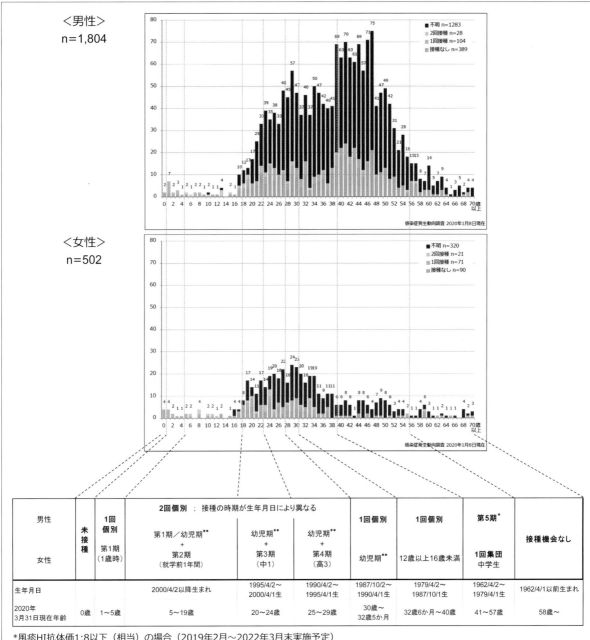

図 2. 男女別年齢別予防接種歴別風疹報告数(2019 年第 1〜52 週)と生年別定期予防接種機会
(感染症発生動向調査より. 2020 年 1 月 8 日現在値)

られた.

b) 風疹報告状況(図 1, 2:感染症発生動向調査より)

2012〜2013 年にかけて風疹の全国流行があり,風疹報告数は 2012 年で 2,386 人, 2013 年には

14,344 人に上り, 2014 年までに計 45 人の CRS 発症が報告された. その後, 風疹の報告数は減少し 2017 年には年間 91 人まで減っていたが, 2018 年は第 14 週以降毎週報告がみられるようになり, 第 30 週以降都市部を中心に全国的に報告数が急増

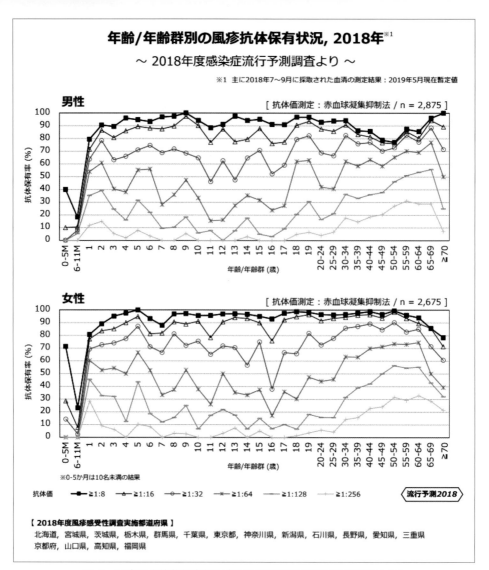

図 3. 国内風疹抗体保有状況(2018 年度感染症流行予測調査より)

した．その結果，2018 年は 2,946 人，2019 年は 2,306 人の風疹と 4 人の CRS の患者報告があった（2020 年 1 月 8 日現在暫定値）．

　現在の流行の特徴として，成人男性の報告が多い．2019 年第 1～52 週までの報告のうち，成人が 94%を占め，男女比は 3.6:1 であった．男性患者は 30～40 歳代（年齢中央値 40 歳），女性患者は 20～30 歳代（年齢中央値 30 歳）に多い．また，予防接種歴なし(21%)，あるいは接種歴不明(69%)の割合が多い[5]．

　推定感染地域に関しては，2019 年は国内感染例が多くを占めたが，国外と報告されたケースが 50

例存在した．海外で感染した日本人の帰国後の発症や，海外から来日した技能実習生などの発症者が発端となったアウトブレイクも報告されている[6]．

　c）風疹抗体保有状況(図 3)

　図 3 は 2018 年度感染症流行予測調査に基づく風疹抗体保有状況のグラフである．赤血球凝集抑制法（HI 法）で 1:8 以上の抗体保有状況は，第 1 期，第 2 期の 2 回の定期接種機会があった 5～19 歳においては 95%で，男女差はほとんどみられない．一方で，30 歳代後半～50 歳代後半の成人男性において 5 歳階級別の抗体保有状況は 77～88%と低

く，依然多くの感受性者が残存している．これらの年齢群は，上記 a)に記したこれまで定期接種機会のなかった世代の男性が多く含まれており，一方で流行の抑制により風疹の罹患を免れてきた人が一定数存在すると推察される．この世代の抗体保有状況は 2012～2013 年の風疹流行当時と 2018 年でほとんど変化がみられていない．2012～2013 年，2018～2019 年の流行は，いずれもこの世代が風疹罹患の中心であった．

麻　疹

1．疾患の概要

　麻疹ウイルスは空気感染，飛沫感染，接触感染で伝播し，非常に感染力が強い．典型的には感染後 10～12 日間の潜伏期の後に発症し，発熱，カタル症状，耳後部から始まる全身性発疹が主症状としてみられる．中耳炎，下痢をはじめ，肺炎，脳炎などの重症合併症が知られている．先進国であっても麻疹患者の約 1,000 人に 1 人の割合で死亡する可能性があり，5 歳未満の小児と成人で致命率が高い[7]．

　亜急性硬化性全脳炎(subacute sclerosing panencephalitis；SSPE)は麻疹罹患後 4～8 年の潜伏期間を経て発症し，進行性に病態が悪化する重篤な疾患である．2 歳未満の麻疹罹患は SSPE 発症のリスクが高く，5 歳未満で麻疹を罹患した場合の SSPE 発症頻度は 1/1,700～3,300 人との報告もある[8]．

2．近年の国内疫学状況

a）麻疹含有ワクチンの定期予防接種制度の変遷(表 1)

　2006 年度以降現在まで，第 1 期(1 歳)と第 2 期(就学前の 1 年間)の 2 回，麻疹含有ワクチンの定期接種機会が設けられている．加えて，2007 年に 10～20 歳代を中心とした麻疹の全国流行を受けて，10 歳代への免疫強化を目的として，2008～2012 年度に第 3 期，第 4 期の接種機会が設けられたことにより，1990 年 4 月 2 日以降の出生者は麻疹含有ワクチンの 2 回の定期接種機会があった．

b）麻疹報告状況(図 4，5：感染症発生動向調査より)

　2008 年は 10 歳代と 1 歳以下を中心として 1 万人を超える流行となったが，その後は発生時の迅速な対策と予防接種率の上昇などによって報告数は減少し，国内土着株であった遺伝子型 D5 の麻疹ウイルスは 2010 年 5 月を最後に検出されなくなった．そして 2015 年 3 月，WHO 西太平洋地域麻疹排除認証委員会から日本は麻疹の排除状態にあると認定された．しかし，以降も輸入感染例を発端としたアウトブレイクが発生し，短期間の地域流行が発生した．2018 年秋から報告数が増加し，2019 年の報告数は 744 人(2020 年 1 月 8 日現在暫定値)となった．そのうち成人が 71％を占めた．また，0～1 歳は 2019 年においても報告数全体の 8％を占めており，定期接種前に罹患した症例が多く含まれていた．報告された 744 人のうち，2 回接種歴ありが 14％を占めたが，接種歴がある症例は症状が軽微な修飾麻疹となることが多い．

　また，推定感染地域が「国外」と報告された症例が年間を通して報告され，2019 年は 110 人(15％)であった．報告された国名としてはアジア諸国，特にフィリピン，ベトナムが多かった．フィリピンでは 2018 年から 2019 年にかけて多くの麻疹患者の発生が報告されている[9]．

c）麻疹抗体保有状況(図 6)

　感染症流行予測調査に基づく麻疹の抗体保有状況は，母体からの移行抗体が消失する生後 6～11 か月が最も低く，その後 1 歳から急峻に上昇して，2 歳以降すべての年齢/年齢群において，ゼラチン粒子凝集法(PA 法)による 1：16 以上の抗体保有状況は 95％以上であった．しかし同時に，いずれの年代にも 1：16 未満の抗体陰性者，あるいは修飾麻疹を発症する可能性があると考えられる低抗体価の陽性者が一定数存在する．

今後の麻疹・風疹対策

　「風しんに関する特定感染症予防指針」[10]では，早期に先天性風疹症候群の発生をなくすとともに

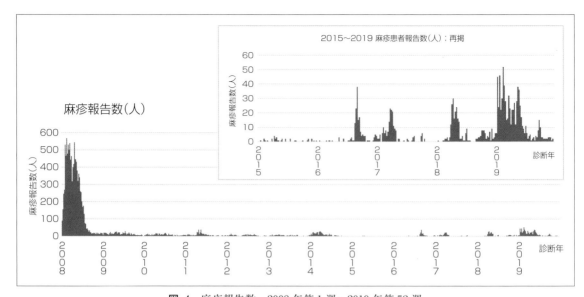

図 4. 麻疹報告数. 2008 年第 1 週〜2019 年第 52 週
（感染症発生動向調査より. 2018・2019 年データは各々 2019 年 1 月 7 日，2020 年 1 月 8 日暫定値）

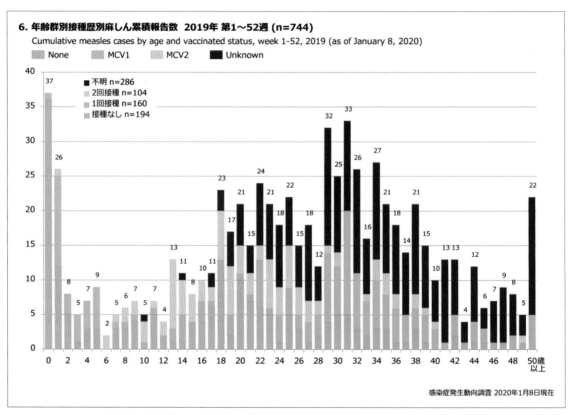

図 5. 年齢別予防接種歴別麻疹報告数. 2019 年第 1〜第 52 週（感染症発生動向調査より）

2020 年度までに風疹の排除を達成することを目標としている. 麻疹も，2015 年 3 月に認定された排除状態を今後も維持していくためには継続的な取り組みが必要である.

最も重要なのは平時の予防である. 1 歳以上で 2 回の定期接種率を高く維持することで接種を受けた人自身を守るとともに，集団免疫によって流行を防ぎ，接種を受けられない人も守ることができる.

併せて，麻疹発生時には 1 例目が判明した時点

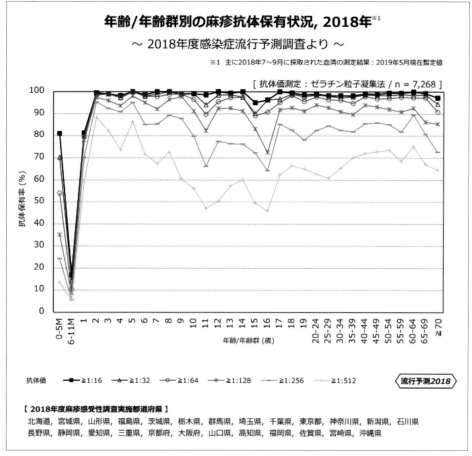

図 6. 国内麻疹抗体保有状況(2018 年度感染症流行予測調査より)

で早急な積極的疫学調査に基づく感受性者対策が感染拡大の防止に大きく寄与する. 風疹に関しては, 麻疹や水痘のように曝露後予防としての緊急ワクチン接種の有効性は示されていないが, 接種が可能な感受性者はワクチンを至急接種することで, その時点で感染を免れていれば有用である.

さらに『成人』, そして『輸入感染例』に対する対策は 2 疾患に共通して今後重要と考えられる. 麻疹, 風疹ともに予防のために 1 歳以上で 2 回の予防接種が望まれるが, 現在の日本では成人は接種歴なし, あるいは 1 回接種者が多いことが推察される. また別の側面として, 成人は活動範囲が広く, 職場, 海外などでの感染機会, あるいは自らが罹患した場合に周囲への感染源となってしまう可能性が高いことが懸念される.

風疹に関しては, 成人男性の感受性者に対する追加的対策として, 第 5 期定期接種が 2019 年 2 月に開始された. 2022 年 3 月までの 3 年間の実施が予定されている. 対象は 1962 年 4 月 2 日〜1979 年 4 月 1 日生まれの男性(2020 年 3 月 31 日現在 41〜57 歳)で, 抗体検査で低抗体価(HI 抗体価 1: 8 以下相当)であった場合, 定期接種として MR ワクチンの接種を受けることができる.

風疹第 5 期定期接種導入により, 対象世代の男性の抗体保有状況を 2020 年 7 月までに 85%, 2021 年度末までに 90%へ引き上げることを目標としているが, 2019 年度クーポン券送付予定の約 646 万人(1972 年 4 月 2 日〜1979 年 4 月 1 日生まれの男性)のうち, 2019 年 4〜11 月に抗体検査, MR ワクチン接種に至った割合は少ない[5]. 本制度の活用促進のため, 必要性をさらに周知するとともに, 抗体検査, 予防接種機会の確保が重要である. 予防接種は原則, MR ワクチンで接種を行うこととされており, 麻疹, 風疹ともに予防効果が期待される. MR ワクチンによる抗体獲得率は 1 回接種後に約 95%, 2 回接種後は約 99%とされている.

さらに，「風しんに関する特定感染症予防指針」[10]において，定期接種対象者以外にも，① 妊娠を希望する女性，および抗体を保有しない妊婦の家族などや，② 1962～1989 年度に出生した男性（第 5 期定期接種対象者が含まれる），および 1979～1989 年度に出生した女性，③ 医療機関，児童福祉施設，学校等の職員など，④ 海外に渡航する者などに風疹の抗体検査や予防接種の推奨を行う必要があることが述べられている．

また，日本政府観光局のデータによると，2018 年の訪日外国人数は 3,119 万人，出国日本人数は 1,895 万人に上る[11]．麻疹，風疹ともに世界で排除を目指しているが，現在も流行している国々があり，排除状態に至った諸外国でもその維持の難しさに直面している．世界中で今後さらに人の往来が活発になるなかで，輸入感染例の発生の可能性は絶えず存在する．これに対して，接種率を高く維持するとともに，渡航する日本人においては，渡航前の予防接種歴の確認と必要な場合の追加接種の周知・普及，そして海外からの技能実習生や留学生の受け入れにおいても，出身国の麻疹，風疹の流行状況を考慮して，来日前あるいは来日後早期の予防接種の推奨や感染症教育の実施，受け入れ施設側の感染症対策の整備が望まれる．

文　献

1) 国立感染症研究所：風疹とは(https://www.niid.go.jp/niid/ja/kansennohanashi/430-rubella-intro.html，2020 年 1 月閲覧).
2) 国立感染症研究所：先天性風疹症候群とは(https://www.niid.go.jp/niid/ja/kansennohanashi/429-crs-intro.html，2020 年 1 月閲覧).
3) 国立感染症研究所：平成 30 年度麻しん風しん定期予防接種の実施状況の調査結果について(https://www.niid.go.jp/niid/ja/diseases/ma/655-measles/idsc/9060-01-2018.html，2020 年 1 月閲覧).
4) 厚生労働省：麻しん風しん予防接種の実施状況(https://www.mhlw.go.jp/bunya/kenkou/kekkaku-kansenshou21/hashika.html，2020 年 1 月閲覧).
5) 国立感染症研究所感染症疫学センター：風疹流行に関する緊急情報：2020 年 1 月 8 日現在(https://www.niid.go.jp/niid/images/epi/rubella/2019/rubella191211.pdf，2020 年 1 月閲覧).
6) 小林祐介，神谷　元，福住宗久ほか：埼玉県内における外国人職業技能集合講習を発端とした風疹広域感染事例．病原微生物検出情報(*IASR*)，**38**(9)：188-190，2017.
7) Perry RT, Halsey NA：The clinical significance of measles：a review. *J Infect Dis*, **189**(Suppl 1)：S4-S16, 2004.
8) 国立感染症研究所：麻疹とは(https://www.niid.go.jp/niid/ja/kansennohanashi/518-measles.html，2020 年 1 月閲覧).
9) World Health Organization：Measles and Rubella Surveillance Data(https://www.who.int/immunization/monitoring_surveillance/burden/vpd/surveillance_type/active/measles_monthlydata/en/，2020年1月閲覧).
10) 厚生労働省：風しんに関する特定感染症予防指針(2012 年 3 月 28 日 厚生労働省告示第 122 号，2017 年 12 月 21 日 一部改正)(https://hayabusa.gifu.med.or.jp/c5/files/2215/1513/1659/admin300105-3.pdf，2020 年 1 月閲覧).
11) 日本政府観光局：月別・年別統計データ(訪日外国人・出国日本人)(https://www.jnto.go.jp/jpn/statistics/visitor_trends/，2020 年 1 月閲覧).

MB Derma, 297：21-29, 2020.

◆特集／ウイルス性疾患 最新の話題

帯状疱疹の疫学動向 up-to-date

外山　望*

Key words：帯状疱疹(herpes zoster)，水痘(varicella)，水痘・帯状疱疹ウイルス(varicella-zoster virus)，疫学研究(epidemiological study)，ワクチン(vaccine)，水痘ワクチン定期接種(periodic vaccination with varicella vaccine)

Abstract　1997年から実施している「宮崎スタディ」は，現在も進行中の世界で最大規模の帯状疱疹の疫学調査であるが，2014年10月からの水痘ワクチン定期接種(以下，ワクチン接種)開始以降，帯状疱疹の疫学にも変化が起きている．ワクチン接種の影響による水痘減少は，若年層の帯状疱疹の増加と10歳未満の帯状疱疹の減少に関連していると考えられる．若年層の帯状疱疹の増加はワクチン接種による水痘の減少に伴って，水痘・帯状疱疹ウイルス(VZV)への曝露機会が少なくなったため，ブースター(追加免疫)効果を得られなくなり，その結果，若年層における帯状疱疹の発症率が上昇したためと考えられる．それにより10～40歳代の発症率の平坦化という年齢別構成の二峰性の消失が起きている．一方，10歳未満の帯状疱疹の減少は，ワクチン接種により10歳未満の水痘が減少したため，帯状疱疹自体の発症の減少が起きているためと思われる．

はじめに

　帯状疱疹は，日本皮膚科学会の多施設横断調査[1]でも外来患者の2.39%にあたる身近な病気であり，昔から日本各地域で広く知られた疾患で，いろんな方言が使われている．東北地方では「つづらこ」，本州中部では「くさ」とか「胴まき」，九州地方では「たん・はしりだん・おびたん」と呼ばれることが多い．また，帯状疱疹にまつわる色々な話もあり，四谷怪談の「お岩さん」の顔の症状は，三叉神経領域の帯状疱疹の症状と思われ，「ひょっとこ」は，帯状疱疹によるRamsay Hunt症候群の顔面神経麻痺の症状ではないかといわれている．古くは，土肥慶蔵の日本皮膚病黴毒図譜[2]では，「一種の伝染病の如く数，流行性に来たり，殊に春秋に多く」とあるが，原因も不明であったため，年齢による変化や季節性などはあまり知られていなかった．帯状疱疹は，水痘罹患により脊髄後根神経節や三叉神経節を含む知覚神経節などに潜伏していた水痘・帯状疱疹ウイルス(varicella zoster virus；VZV)が，宿主の細胞性免疫低下に伴い，再活性化することで引き起こされる．最初の帯状疱疹の疫学は，1965年にHope-Simpson[3]により報告されている．彼は，英国のCirencesterの1947～1962年までの16年間の192例の帯状疱疹発症者の観察のなかで，高齢者の発症率が高いこと，水痘との関係，季節，年齢などについて述べている．彼の報告では，毎年の帯状疱疹の平均発症率は3.4/千人であり，年齢とともに高くなり，60歳以上でより高くなっている．そのなかで，水痘または帯状疱疹を有する個体からのVZVへの外因性曝露が，VZV特異的細胞性免疫を高めることにより，帯状疱疹のリスクを減少させるとの仮説を立てた．そのうえで，水痘の流行が帯状疱疹の発症を減少させているという彼の調査結果は，他の疫学研究によっても確認されてい

* Nozomu TOYAMA，〒887-0001 日南市油津
　2-6-7-2 医療法人 外山皮膚科，院長

て，それ以降，多くの調査が行われてきている．それら帯状疱疹の疫学について，世界各国の論文を総合的にまとめ紹介したものとして Kawai ら[4]の文献がある．米国では帯状疱疹の年間推定発症数は約 100 万[5]とされ，我が国[6]でも約 60 万人が発症すると推測される．本邦での大規模なものとしては，宮崎県皮膚科医会の帯状疱疹疫学調査「宮崎スタディ(1997-2006)」[6]と兵庫県皮膚科サーベイランス[7]や SHEZ スタディ[8]がある．成人では不顕性感染も含め，約 9 割が VZV に感染しているといわれ[9]，加齢や家族歴，膠原病や糖尿病などが帯状疱疹発症のリスク因子であることが報告されている[10]．「宮崎スタディ(1997-2006)」[6]では，帯状疱疹は女性に多く，男女ともに 50 歳以上で急増し，10 歳代と，60 歳代・70 歳代に峰のある二峰性があること，水痘と帯状疱疹の流行性は鏡像関係になっていて，水痘は冬に多く夏に少ないが，逆に帯状疱疹は冬に少なく夏に多いという季節性があることなどを明らかにした．また，その後の「宮崎スタディ」[11][12]では，帯状疱疹は 80 歳までに 3 人に 1 人が発症すること，発症部位と年齢の関係において 50 歳代女性には妊娠・出産と授乳に関連するデルマトーム部位の帯状疱疹が増加することや，帯状疱疹の再発率は 6.41% で，再発までの平均は約 13 年であり，再発のなかで悪性腫瘍や免疫疾患などの患者背景に特段の違いはないことなどを明らかにした．今回の「宮崎スタディ(1997-2019)」では，2014 年 10 月からのワクチン接種化によって水痘流行減少が起こり，20〜40 歳代の若年層への水痘のブースター効果がなくなって帯状疱疹が増加し，それにより 10〜40 歳代の発症率の平坦化という年齢別構成の二峰性の消失が起きている．一方，10 歳未満の水痘が減少し，そのため 10 歳未満の帯状疱疹の発症率も減少していることを報告する．

対象と調査方法

1997〜2019 年にかけての 23 年間にわたり，宮崎県皮膚科医会で帯状疱疹の疫学調査を実施した．宮崎県皮膚科医会には，皮膚科を主な標榜科目にしている全皮膚科が所属しており，途中，多少の変遷はあったが，2019 年 12 月現在，診療所 31 施設と総合病院 10 施設で調査している．このサーベイランスは，宮崎県全体の帯状疱疹患者の約 85% をカバーしていると思われる[11]．対象患者は，帯状疱疹の初診患者のみで，性別・年齢を月ごとにまとめ，帯状疱疹後神経痛の患者は除外した．また，疑診例(蛍光抗体法などで確認できない症例)や他の宮崎県皮膚科医会所属の医療機関を受診した重複患者は除外した．宮崎県の人口(年齢不詳人口は除外)は，1977 年は 1,176,394 人，2019 年は 1,062,798 人で，この 23 年間の平均は 1,133,074 人である．本スタディにおける帯状疱疹の診断は視診による臨床診断が中心であるが，リアルタイム PCR 法との陽性一致率を検証した結果は，98.36% と非常に高いことが示されている[12]．宮崎県内の水痘に関する疫学調査データは，宮崎衛生環境研究所から提供を頂いた．男女の発症率の違いは χ^2 検定によって分析し，P<0.05 を有意差とした．

1997〜2019 年における
帯状疱疹の疫学動向

表 1 は，1997〜2019 年までの各年齢層による男女の人口，帯状疱疹の数および千人年あたりの発症率の平均を示している．この 23 年間の帯状疱疹の総数は 126,001 人で，最年少は 3 か月女児で，最高齢は 104 歳女性であった．男性患者は 52,430 人で女性患者は 73,571 人であり，男女の割合は，おおよそ 4:6 であった．全体の平均発症率は 4.83/千人年(以下，/千人年省略)であり，男性は 4.28 で女性は 5.33 であった．図 1 は，この 23 年の帯状疱疹の各年の発症数と平均発症率の推移である．県人口が約 117 万 6 千人から 106 万 3 千人と，約 11 万 4 千人(9.7%)減少しているにもかかわらず，この 23 年間で帯状疱疹の数と発症率は，年ごとに約 2% ずつ増加している．帯状疱疹数は，4,243 人から 6,948 人と 63.8% 増加し，平均発症

表 1. 帯状疱疹発症数と発症率の年齢・性別分布(1997〜2019 年)

年 齢	統 計			男 性			女 性			P 値
	人 口	発症数	発症率	人 口	発症数	発症率	人 口	発症数	発症率	
0〜9	106,387	6,502	2.66	54,447	3,136	2.50	51,940	3,366	2.82	＊P＜0.001
10〜19	122,782	8,630	3.06	62,522	4,566	3.18	60,260	4,064	2.93	＊P＜0.001
20〜29	107,509	6,119	2.47	52,425	2,812	2.33	55,084	3,307	2.61	＊P＜0.001
30〜39	129,484	7,207	2.42	62,497	3,337	2.32	66,988	3,870	2.51	＊P＜0.001
40〜49	145,251	9,466	2.83	70,320	4,113	2.54	74,931	5,353	3.11	＊P＜0.001
50〜59	158,162	19,826	5.45	76,538	7,151	4.06	81,624	12,675	6.75	＊P＜0.001
60〜69	155,853	27,066	7.55	73,381	11,255	6.67	82,472	15,811	8.34	＊P＜0.001
70〜79	123,556	25,355	8.92	53,259	10,584	8.64	70,297	14,771	9.14	＊P＜0.001
80〜89	68,679	13,392	8.48	23,985	4,883	8.85	44,694	8,509	8.28	＊P＜0.001
90 以上	15,410	2,438	6.88	3,459	593	7.45	11,951	1,845	6.71	＊P＜0.05
総計/平均	1,133,074	126,001	4.83	532,833	52,430	4.28	600,241	73,571	5.33	＊P＜0.001

＊：人口は年齢不詳部分は含まない
＊＊：帯状疱疹発症頻度 1,000 人年あたり
＊＊＊：P＜0.05 を有意差とする

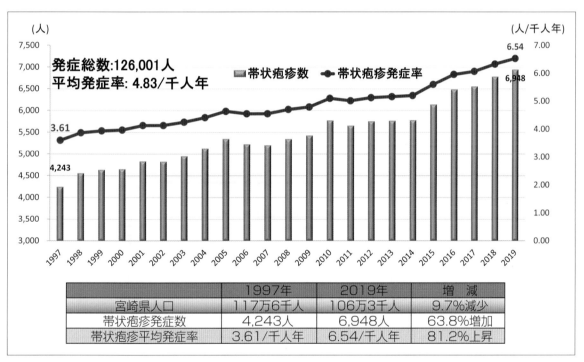

図 1. 帯状疱疹の発症総数および平均発症率の推移(1997〜2019 年)

率も 3.61 から 6.54 と 81.2％上昇した. 図 2 は, 23 年間の各年齢層による発症数の総計と発症率の平均を示している. 50 歳代から急激に増加し, 数のピークは 60 歳代で, 率のピークは 70 歳代であった. 図 3 は, 男女別の年齢別変化であるが, 50 歳以上になると発症数は女性が多くなり, 発症率の性差は, 女性が 50 歳代, 60 歳代で男性よりかなり高くなった. 70 歳代では男女とも近似した発症率で, 各年代で最も高く, 80 歳代以上では, 発症数は男性より女性のほうが多いが, 発症率は女性より男性のほうが高かった. 全体の発症率は, 男性(4.28)より女性(5.33)が高かった.

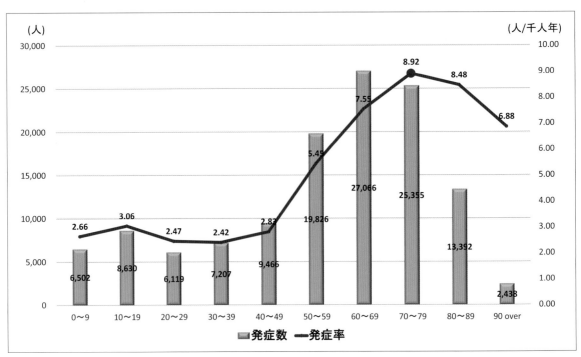

図 2. 年齢別の帯状疱疹の発症総数および平均発症率(1997～2019 年)

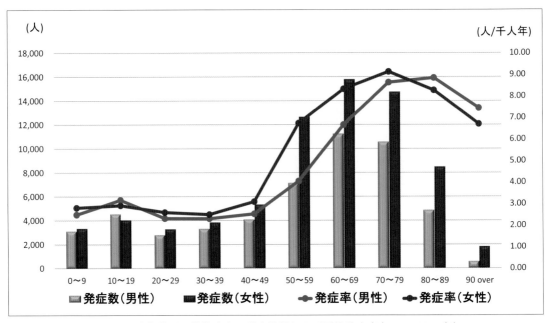

図 3. 男女年齢別の帯状疱疹の発症総数および平均発症率(1997～2019 年)

1. 高齢化社会と帯状疱疹

　県人口は 1997 年には 40 歳代が最も多い人口構成であったが,2019 年は 60 歳代が最も多くなり,60 歳以上の人口割合も 25％から 39％に上昇した.発症数全体に占める 50 歳以上の割合は,1997 年では 60.9％,2019 年では 72.8％となり,近年では 50 歳以上の割合がより高まっている(図 4).特に 60 歳以上の女性の発症数・発症率の年ごとの上昇が顕著である.帯状疱疹の増加は,高齢化社会のみに起因するのではないかもしれないが,高齢者の増加が帯状疱疹の数を引き上げている一因になっていると思われる.

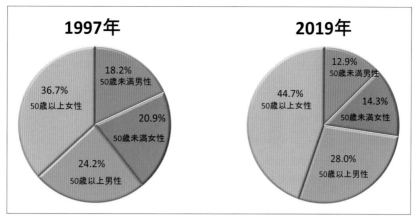

図 4. 50 歳未満と 50 歳以上の男女の発症数の全体に占める割合

2. ワクチン接種化が水痘・帯状疱疹の疫学動向に及ぼす影響

a）ワクチン接種化による水痘の疫学の変化

本邦では，2011 年 4 月に日本小児科学会から水痘ワクチン 2 回接種の勧奨が出され，水痘の減少が認められ始めた．また 2014 年 10 月から，水痘ワクチンを生後 12〜36 か月未満の小児に 2 回接種される定期接種が導入され，そのため定期接種直後の 2015 年以降，水痘患者数は大きく減少し，2016 年以降は定期接種前の 1/3〜1/4 と年間を通して減少し，冬に多く夏に少ないという季節性も認められなくなった．宮崎県においても，2013 年 4 月より宮崎市で補助事業が導入されたことで徐々に減少し始め，2014 年の定期接種導入後はさらに減少した．

b）ワクチン接種化による帯状疱疹の疫学の変化

水痘患者が減少すると，帯状疱疹患者が増加するという関係性は従来から知られており[3]，これは水痘患者との接触により VZV に対する免疫のブースター効果が得られることで帯状疱疹の発症は抑えられるが，水痘患者の減少によりブースター効果が得られにくくなっているためと考えられる[13]．水痘予防接種プログラムは，地域社会の VZV を減少させ，VZV に対する免疫力を高める可能性を減少させるため，水痘ワクチン接種の導入は集団における帯状疱疹発生を増加させる可能性があるとの仮説が立てられている．Yih ら[14]は，ワクチン接種により，小児の水痘患者が減るとともに高齢者にもブースター効果が得られなくなっ

て，65 歳以上の高齢者の帯状疱疹が増加していると報告しているが，その後の多くの研究[4)15)]から，60 歳以上の帯状疱疹の増加はワクチン定期接種前より始まっており，水痘ワクチンの影響というより，自然増加によると考えられている．宮崎県においても，定期接種後，帯状疱疹の総数および発症率は顕著に増加した（図 1）．宮崎県の医療圏は北部・中部・南西部の 3 つの医療圏に分かれている．この 3 つの医療圏について，ワクチン接種が帯状疱疹に影響を及ぼしているのかについて考察した．宮崎県北部・南西部地区は定期接種後の 2015 年より発症数・発症率が増加しているが，2013 年 4 月より水痘補助事業が先行して始まった宮崎市を中心とする中部地区は，定期接種前の 2014 年より先行して増加している（図 5）．この点からも帯状疱疹増加が水痘ワクチンの接種率上昇に関連があるものと推察される．年代別にみると，ワクチン接種の導入前（2010〜2014 年）に比べて導入後（2015〜2019 年）の帯状疱疹の発症数・発症率は 10 歳未満で低下がみられたものの，他は全年齢層で上昇し，10〜40 歳代の発症率が平坦化している（図 6）．若年層と高齢者層を比較するために，定期接種前（2010〜2014 年）を 1 として定期接種後（2015〜2019 年）を比較してみると，若年層では上昇変化率が大きくなっているが，高齢者ではさほどでもない（図 7）．また，1997 年からの帯状疱疹の発症率の変化率は全年代で徐々に増加しているが，特に 20〜49 歳の若年層で変化率が最も大きくなっている（図 8）．高齢者の発症率の上昇の

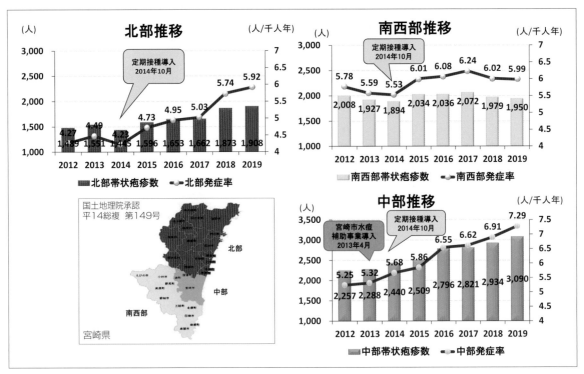

図 5. 宮崎県医療圏別の帯状疱疹総数と平均発症率の推移（2012～2019 年）

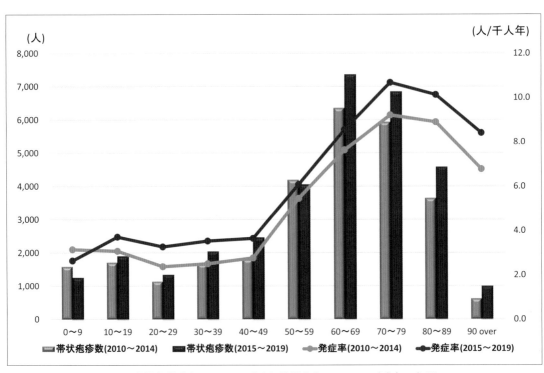

図 6. 定期接種前（2010～2014 年）と接種後（2015～2019 年）各 5 年間の
発症総数・発症率の比較

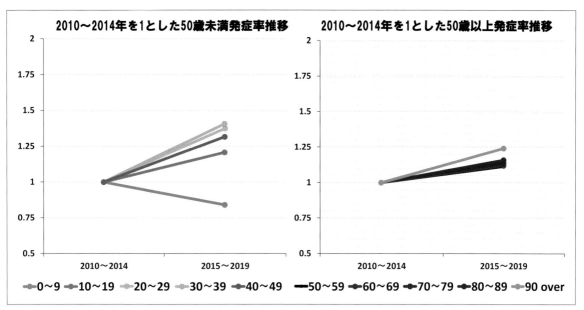

図 7. 水痘ワクチン定期接種前後の発症率推移

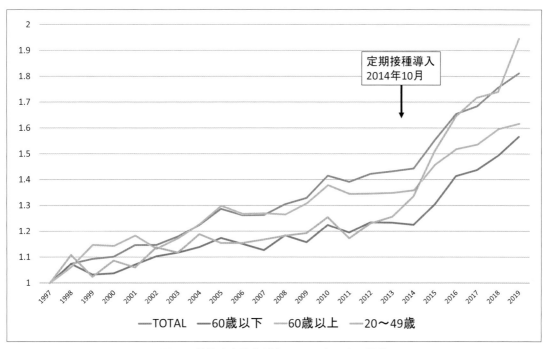

図 8. 帯状疱疹発症頻度の 1997 年からの推移

一因に，定期接種の影響は少しはあるかもしれないが，加齢などによる他の要因もあると思われ，これらの結果より，定期接種は若年層により大きな影響をもたらしているのではないかと推察される．水痘の流行の影響がなくなったことで，10〜49 歳の帯状疱疹発症率の平坦化が起こっているが，これは水痘の影響を受けない，帯状疱疹の本来の状態に戻ったことを示しているのかもしれない．一方，高齢者の発症率の上昇の原因は不明であり，今後の分析が必要である．水痘と帯状疱疹の季節性については，夏場に紫外線や温度の影響で VZV が不活化されて水痘患者が減少することで，水痘には季節性がみられたが，ワクチン接種の導入後は，水痘は年間を通して減少し，季節性

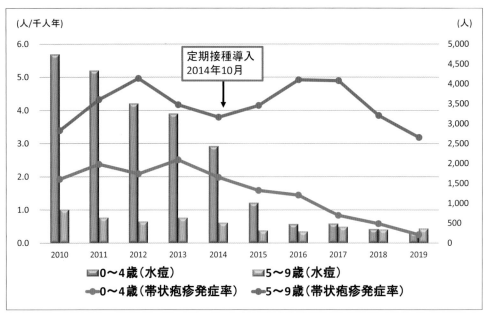

(人/千人年)

定期接種導入
2014年10月

■0〜4歳（水痘）　　　　　　　■5〜9歳（水痘）
●0〜4歳（帯状疱疹発症率）　　●5〜9歳（帯状疱疹発症率）

図 9. 幼児水痘と帯状疱疹発症率の年次推移（2010〜2019 年）

がなくなってきた．一方，ワクチン接種後も帯状疱疹の流行はごくわずかな変化は認められたものの，夏に多く冬に少ないという季節性は依然として保たれていた．これは，帯状疱疹の流行は水痘の影響を受けない基礎部分の帯状疱疹の流行によるものと，水痘の流行を反映する部分での帯状疱疹の流行で構成されているためかもしれない[6]．

c）幼児の水痘と帯状疱疹の疫学の変化

唯一，発症率の低下がみられたのは10歳未満であり，水痘ワクチンの接種率が高まった1〜4歳児および0歳児にその傾向が認められた（図9）．水痘ワクチンは弱毒化されている生ワクチンであるため，野生株に比べて神経節に潜むウイルス量が少なく，再活性化しにくいと考えられている[16]．このことが1〜4歳児の帯状疱疹発症率の低下に影響したと思われる．定期接種の対象ではない0歳児も他の年代と同様に水痘患者と帯状疱疹患者の減少がみられたが，これは1〜4歳児の水痘患者が減少したことで，そこからのVZVの感染が減少したためと考えられる．一方，水痘ワクチンの接種率が低い5〜9歳児は，帯状疱疹の発症率が一時的に上昇しており，これは0〜4歳児の水痘患者が減少したことでブースター効果が得られなくなったことが要因と考えられる．しかし，2018年

になると5〜9歳の世代でもワクチンを受けた小児が出てきたため，帯状疱疹も減少傾向に入り，10歳未満の帯状疱疹は減少してきている（図9）．これらワクチン接種後に10歳未満の帯状疱疹が減少することは，他の研究でも同様に報告されている[15]．

おわりに

数年後の予測をしてみると，これから定期接種が定着すると数年後には10歳未満の帯状疱疹はさらに低下し，若年層の変化が平坦化からやや右肩上がりになることが予想されるので，これからはHope-Simpson[3]の報告と同様の変化になるのかもしれない．また，水痘生ワクチンが帯状疱疹予防ワクチンとして，既に2016年3月から認可されており，さらに，より予防効果が高いとされるサブユニットワクチンも2020年1月に上市されている．これら2つの予防ワクチンの公的助成も一部自治体によって既に始まっており，これらが普及すると，高齢者の帯状疱疹が減少することが予想される．一方，ワクチン接種化の影響で，若年層を中心とした帯状疱疹はさらに増加することも予想される．これら増減に影響すると思われる2つの要因が複雑に絡み合ってくるので，帯状疱疹

の疫学動向が今後どのようになるか，さらなる経過観察が必要になってくる．

謝　辞

「宮崎スタディ」の集計に協力いただいた，宮崎県皮膚科医会の先生方，共同研究者である，富山大学ウイルス学　白木公康名誉教授，水痘データを提供いただいている宮崎県衛生環境研究所の職員の皆様に深謝します．

文　献

1）古江増隆ほか：本邦における皮膚科受診患者の多施設横断四季別全国調査．日皮会誌，**119**（9）：1795-1809，2009.

2）土肥慶蔵：日本皮膚病黴毒図譜，日本皮膚科学会，復刻版，2001.

3）Hope-Simpson RE：The Nature of Herpes Zoster：A Long-Term Study and a New Hypothesis. *Proc R Soc Med*, **58**：9-20, 1965.

4）Kawai K, et al：Systematic Review of Incidence and Complication of Herpes zoster：Towards a Global Perspective. *BMJ Open*, **4**（6）：e004833, doi：10.1136/bmjopen-2014-004833, 2014.

5）Harpaz R, et al：Prevention of herpes zoster：recommendations of the Advisory Committee on Immunization Practices（ACIP）. *MMWR Recomm Rep*, **57**：1-30, 2008.

6）Toyama N, Shiraki K, and Members of the Society of Miyazaki Prefecture Dermatologists：Epidemiology of Herpes Zoster and its Relation with Varicella in Japan：A Ten-Year Survey of 48,388 Herpes Zoster Cases in Miyazaki Prefecture. *J Med Virol*, **81**：2053-2058, 2009.

7）倉本　賢：帯状疱疹の兵庫県内における30年間の動向調査から見えてきたもの．*IASR*, **39**（8）：138-139, 2018.

8）Takao Y, et al：The Shozu Herpes Zoster（SHEZ）Study：Rationale, Design, and Description of a Prospective Cohort Study. *J Epidemiol*, **22**（2）：167-174, 2012.

9）多屋馨子ほか：水痘抗体保有状況，2014～2017年度感染症流行予測調査事業より．*IASR*, **39**（8），133-135, 2018.

10）Hata A, et al：Risk of Herpes Zoster in Patients With Underlying Diseases：A Retrospective Hospital-Based Cohort Study. *Infection*, **39**（6）：537-544, 2011.

11）Shiraki K, Toyama N, the Miyazaki Dermatologist Society：Herpes zoster and recurrent herpes zoster. *Open Forum Infect Dis*, **4**（1）：ofx007, doi：10.1093/ofid/ofx007, 2017.

12）Shiraki K, Toyama N, The Miyazaki Dermatologist Society：Age-dependent Trigeminal and Female-Specific Lumbosacral Increase in Herpes Zoster Distribution in the Elderly. *J Dermatol Sci*, **90**（2）：166-171, 2018.

13）Thomas SL, et al：What Does Epidemiology Tell Us About Risk Factors for Herpes Zoster? *Lancet Infect Dis*, **4**（1）：26-33, 2004.

14）Yih WK, et al：The incidence of Varicella and Herpes Zoster in Massachusetts as Measured by the Behavioral Risk Factor Surveillance System（BRFSS）During a Period of Increasing Varicella Vaccine Coverage, 1998-2003. *BMC Public Health*, **5**：68, 2005.

15）Russell M, et al：Shingles in Alberta：Before and after publicly funded varicella vaccination. *Vaccine*, **32**：6319-6324, 2014.

16）神谷　齊ほか：帯状疱疹とその予防に関する考察．感染症誌，**84**（6）：694-701, 2010.

MB Derma, 297：30-38, 2020.

◆特集／ウイルス性疾患 最新の話題

帯状疱疹の診断と治療 up-to-date

渡辺大輔*

Key words：帯状疱疹(herpes zoster)，免疫クロマトグラフィ(immunochromatography)，抗ヘルペスウイルス薬(antiherpesvirus drug)，核酸アナログ(nucleic acid analogues)，ヘリカーゼ・プライマーゼ複合体(helicase-primase complex)

Abstract 帯状疱疹は皮膚科の日常臨床でよく遭遇する疾患である．典型的な症例は問診，視診および臨床経過で診断可能であるが，診断困難な非典型例や，また単純疱疹と帯状疱疹の鑑別が困難な場合には Tzanck 試験，蛍光抗体法，血清抗体価(抗体検出)，PCR 法やウイルス分離などの検査法がある．それぞれに利点，欠点があり，実際には多くの施設で迅速かつ確実な確定診断が行えていなかったのが現状である．イムノクロマト法を用いた VZV 抗原検出キットは感度，特異度とも高く，外来での確定診断に威力を発揮する．従来，帯状疱疹に用いられる抗ヘルペスウイルス薬は核酸アナログ製剤であり，腎機能に応じた減量や，1 日 3～5 回の内服が必要であった．新規抗ヘルペスウイルス薬であるアメナメビルは，ヘリカーゼ・プライマーゼ阻害薬であり，1 日 1 回の内服でよく，腎機能に応じた調節も不要という特徴を持つ．本稿では帯状疱疹の診断，治療の最新情報を，これまでの診療を振り返りながら解説していきたいと思う．

はじめに

この近年，帯状疱疹の疫学や診療は大きく変化しつつある．診断，治療に関しても新規の試薬や薬剤が出現し，より安全，確実に帯状疱疹診療が可能になってきている．本稿では帯状疱疹の診断，治療の最新情報を，これまでの診療を振り返りながら解説していきたいと思う．

帯状疱疹とは

水痘・帯状疱疹ウイルス(varicella-zoster virus；VZV)は初感染時に空気感染で気道粘膜・眼粘膜から侵入し，所属リンパ節で増殖したのちに第一次・第二次ウイルス血症を経て水痘を発症させる．その後，ウイルスは知覚神経の後根神経節や三叉神経節に潜伏し，加齢や疲労・ストレス

などにより VZV 特異的な細胞性免疫が低下したときに再活性化し，ウイルスが知覚神経を順行性に移動し，支配神経領域の皮膚や粘膜に水疱・小丘疹を生じ，帯状疱疹が発症する[1]．

帯状疱疹では体の片側のデルマトームに沿って皮膚や粘膜に痛みを伴う丘疹・小水疱が集簇性に出現する(図 1)．水疱はやがて膿疱や，破れてびらん・潰瘍になった後に痂皮化し治癒する．皮疹出現数日前から痛み(前駆痛：prodromal pain)を訴える場合が多く，しばしば腰痛，頭痛などと診断されている場合がある．痛みは皮疹の治癒とともに軽減，消失していくことが多いが，帯状疱疹の皮疹治癒後に疼痛が長期間(皮疹出現後から 3 か月以上)続くものを帯状疱疹後神経痛(postherpetic neuralgia；PHN)と呼び，治療に難渋することがある[2]．

帯状疱疹の合併症は中枢神経系，血管系，末梢神経系，眼科系，耳鼻科系のものがあり，特に頭頸部の帯状疱疹では注意すべきである(表 1)．合

* Daisuke WATANABE, 〒480-1195 愛知県愛知郡長久手町大字岩作字雁又21 愛知医科大学医学部皮膚科学講座，教授

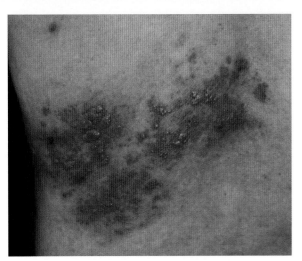

図 1. 帯状疱疹の臨床像

表 1. 帯状疱疹の合併症

●中枢神経系	●眼科系
・脳髄膜炎	・眼瞼潰瘍
・脊髄炎	・角膜炎，結膜炎，ぶどう膜炎
●末梢神経系	・視神経炎
・運動神経麻痺	・網膜壊死
・帯状疱疹後神経痛	・二次性緑内障
●血管系	●耳鼻科系
・脳血管障害	・耳鳴
●内臓系	・目眩
・肺炎	・顔面神経麻痺
・肝炎	
・食道炎	
・心筋炎	

併症を疑った際には，原疾患である帯状疱疹の治療とともに，関連他科と連携して合併症の治療も行っていく必要がある．詳しくは他稿に譲るが，小児の水痘ワクチン定期接種化開始以降，帯状疱疹の疫学は変化しつつある．

帯状疱疹の診断 up-to-date

帯状疱疹は皮膚科の日常臨床でよく遭遇する疾患である．典型的な水痘，帯状疱疹では皮疹の状態や病歴から臨床診断が可能である．しかし，Kaposi 水痘様発疹症，手足口病などのウイルス疾患，伝染性膿痂疹などの細菌感染症，また虫刺症や接触皮膚炎など他の皮膚疾患との鑑別が困難な場合もある[3]．また，ステロイドなど免疫抑制剤投与患者や，先天性・後天性免疫不全患者の VZV 感染症では非典型的な臨床像を呈することがあり，診断の遅れによってときに致死的な経過をたどる症例も報告されていることから，早期の正確な診断が重要であることは言うまでもない[4)〜6)]．

1．帯状疱疹の正診率

それでは臨床的な帯状疱疹の正診率はどれくらいであろうか？　小豆島在住の 50 歳以上の住民 17,323 人中，同意を得られた 12,522 人(72.3％)に対し，2009 年 4 月〜2012 年 11 月の間，登録後 3 年間，帯状疱疹の発症の調査，皮内反応による細胞性免疫，採血による抗体価測定を実施した研究(Shez study)では，臨床所見から帯状疱疹が疑われたのは 438 人であり，そのうちウイルス学的検査で帯状疱疹と診断された患者は 401 人(PCR 396 人，抗体価上昇 5 人)であることから，正診率は 91.6％であった[7)]．サブユニット帯状疱疹ワクチンの国際共同二重盲検プラセボ対照 RCT (ZOE-50)では，帯状疱疹判定委員会と PCR の一致率は 87％だった[8)]．宮崎県で 20 年にわたって行われている大規模疫学研究(Miyazaki study)では，皮膚科医の診断と PCR の一致率は約 98％と非常に高いものであった[9)]．

2．現状の VZV 感染症の検査と問題点

前述のように，VZV 感染症は臨床所見により診断される場合が多いが，迅速診断，確定診断のための検査としてはウイルス分離，Tzanck 試験，蛍光抗体法，血清抗体価(抗体検出)，PCR 法などがある．いずれの検査にもそれぞれに利点，欠点があり，実際には多くの施設で迅速かつ確実な確定診断が行えていないのが現状である(表2)．以下にそれぞれの検査法について簡単に述べる．

a）Tzanck 試験

Tzanck 試験はウイルス感染した表皮角化細胞を検出する検査である．剪刀，鑷子などで水疱蓋を一部切除し，内側をスライドグラスにスタンプする．びらん面の場合は綿棒でびらんをこすり，スライドグラスに接触させる．自然乾燥，もしくはライターでごく軽くあぶって乾燥させ，メタノール固定，ギムザ染色を行うが，ギムザ原液を用いれば数分で固定，染色が可能である．水洗後，顕微鏡で多核巨細胞の有無を観察する．外来で簡便にでき，ヘルペス性の皮膚病変の確認には非常

表 2. 帯状疱疹検査の利点と欠点

方　　法	利　　点	欠　　点	診断時間
視　診		他疾患との鑑別には熟練を要する	―
Tzanck test	簡便，外来で可能	HSV と VZV の鑑別はできない	数分
蛍光抗体法	簡便(Tzanck 試験と同様)	陽性率が低い	2〜3 日
抗体価測定	感染の既往がわかる	ペア血清でないと判定がつかない	数日(数週間)
ウイルス培養	確定診断可能	低い陽性率	1 週間
生　検	非典型的症例の診断可能	侵襲が高い	1 週間
核酸診断法 (PCR, LAMP)	確定診断，ウイルスの定量化	限られた施設	数時間(数日)

に力を発揮する．ただし，単純疱疹と帯状疱疹の鑑別はできない．

b）蛍光抗体法

水疱性病変から単純疱疹，帯状疱疹を鑑別したいときに用いる．また，HSV の型判定も可能である．Tzanck 試験と同様に検体を採取した後にアセトン固定し，ウイルス抗原(HSV-1, 2 あるいは VZV)に対する FITC 標識モノクローナル抗体を用いて染色し，蛍光顕微鏡でウイルス抗原陽性細胞を検出する．保険適用もあり，蛍光顕微鏡がない場合は検査受託会社への外注が可能であるが，検査結果の報告までには 2〜3 日ほど必要である．感度は 70% 程度と，それほど高くない．

c）病理学的検査および免疫組織染色

迅速性には欠けるが，ヘルペス性毛包炎など非典型的病変の診断には生検による病理学的検査や，免疫組織染色によるウイルス抗原の同定が診断に有用である．

d）血清学的診断

ウイルス感染による宿主の免疫反応の結果である抗体産生を検出することで，感染を診断する方法である．ただし，VZV は宿主に潜伏感染するウイルスであり，帯状疱疹は再活性化による病変であるため，抗体価による診断は慎重に判断する必要がある．つまり，抗体価が陽性になったからといっても，それは単に過去に感染既往歴があったことを証明するだけに過ぎず，現在の感染を示すものではない．あくまでペア血清による抗体の有意上昇をみることで直近の感染の証明が可能になるということを念頭に置かねばならない．つま

り，1 回の抗体価測定のみで，現在の感染を証明することは困難である．

e）核酸増幅検査

ウイルス DNA を増幅して検出することで感染を証明する方法であり，VZV 感染症では水疱内容物，皮膚，また血液，唾液，髄液などから DNA を抽出して PCR, real-time PCR 法，RAMP 法などを行う．検出感度，特異度とも高く，また real-time PCR 法はウイルス DNA を定量化できるため，診断的価値は高い．しかし検査施行には DNA 抽出のための器具や装置が必要であり，大学病院や検査会社でのみ施行可能である．

f）ウイルス分離・培養

VZV 感染症では水疱内容，血清，髄液，唾液，腟拭い液などの検体材料を MRC-5 などの細胞に接種する．VZV では数日〜数週間で特徴的な細胞変性効果(CPE)が現れ，ウイルスの分離も可能である．直接的な検査であり野性株とウイルス株の判別や型判別も可能であるが，細胞調整などの専門的な設備が必要で，また陽性率も低い．

3．イムノクロマト法を用いた VZV 抗原迅速診断キット

最近発売され，使用可能になった VZV 抗原検出キット「デルマクイック® VZV」は，VZV 感染症の診断の補助に適用がある．ただし，典型的な水痘や帯状疱疹は臨床診断が可能なため，すべての症例で行う必要はない．ワクチン接種後の水痘や帯状疱疹の初期で，発疹数が少なく診断が難しい場合や，前述のような疾患との鑑別が必要な症例，特に HSV 感染症との鑑別に効力を発揮する．

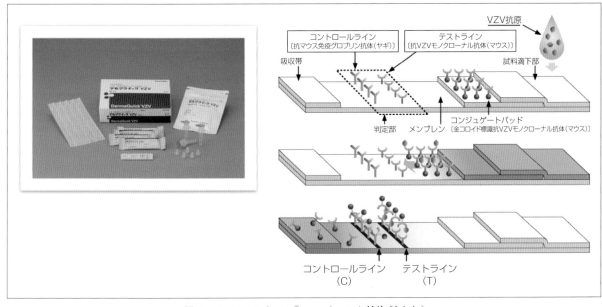

図 2. デルマクイック® VZV（マルホ社資料より）

a）イムノクロマト法の原理と検査の実際

デルマクイック® VZV は、金コロイドを用いたイムノクロマト法を測定原理とする迅速診断キットである（図2）. テストカートリッジ内のメンブレン上には抗 VZV モノクローナル抗体（マウス）が固相化してあり、金コロイド標識抗 VZV モノクローナル抗体（マウス）を含んだコンジュゲートパッドがセットされている. 滅菌綿棒で採取した検体を専用の検体抽出液に抽出し、試料3滴をテストカートリッジの試料滴下部に滴下すると、試料中の VZV 抗原は、コンジュゲートパッド中の金コロイド標識抗 VZV モノクローナル抗体（マウス）と反応して免疫複合体を形成する. この免疫複合体は、毛細管現象によりメンブレン上を移動し、5〜10分後に判定部において、テストライン部に固相化された抗 VZV モノクローナル抗体（マウス）に特異的に捕捉され赤紫色のラインを形成することによって、試料中の VZV 抗原が検出できる（図3）. 保険点数は、実施料が水痘ウイルス抗原定性（上皮細胞）として 240 点、判断料が免疫学的検査判断料として 144 点が算定できる.

b）基礎的、臨床的治験結果

不活化 VZV 抗原を用いた本キットの最小検出感度は $5\,\mu g/mL$ であり、VZV 培養上清濃度 $6.2 \times 10^3\,PFU/mL$ に相当した. また、HSV-1, -2, お

よび4種の表在性細菌（*Streptococcus pyogenes*, *Staphylococcus aureus*, *Staphylococcus epidermidis*, *Propionibacterium acnes*）との交差反応性は認められなかった[6].

臨床的な有用性を検討するため、実際に皮膚の水疱、膿疱、びらんまたは潰瘍病変から採取された158検体を用いて、臨床診断、リアルタイム PCR 法と本キットとの比較を行ったところ、リアルタイム PCR 法では、158検体中74検体が VZV-DNA 陽性であり、リアルタイム PCR 法に対する本キットの陽性一致率、陰性一致率、全体一致率はそれぞれ 93.2％（69/74）, 98.8％（83/84）, 96.2％（152/158）であった. 皮疹の種類別では、水疱・膿疱からの検体での本キットの陽性一致率は 95.6％, びらん・潰瘍からの検体では 66.7％であった. 一方、臨床診断のリアルタイム PCR 法に対する陽性一致率、陰性一致率、全体一致率はそれぞれ 94.6％（70/74）, 88.1％（74/84）, 91.1％（144/158）であり、臨床診断に対する本キットの有病正診率、無病正診率、診断効率はそれぞれ 85.0％（68/80）, 97.4％（76/78）, 91.1％（144/158）であった[10]. また、臨床検体ではおおむね 1×10^7 copies/mL に相当するウイルス蛋白量があれば VZV 抗原の検出が可能であった. 帯状疱疹水疱内のウイルス DNA 量は $10^{9〜10}$copies/mL であるた

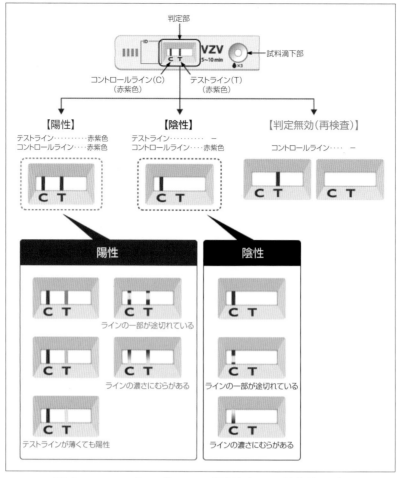

図 3. デルマクイック® VZV の判定法(マルホ社資料より)

め[11]，水疱が1つあれば検査は十分に可能である．一方，皮疹の種類別の検討では水疱，膿疱病変の陽性一致率が95.6%だったのに対し，びらん，潰瘍病変では66.7%と低値であった[10]．びらん，潰瘍病変では感染表皮が欠損しているため，採取ウイルス量が少なくなる傾向があると考えられる．このため，本キットを用いた診断にあたっては，なるべく水疱病変から検体を採取すること，また，びらん，潰瘍病変では検体採取を十分に行うようにすることが望ましいと考えられる．

帯状疱疹の治療 up-to-date

1．抗ヘルペスウイルス薬の歴史

我が国での帯状疱疹関連治療薬の歴史を振り返ると，1980年代にビダラビンの点滴製剤とアシクロビル(ACV)の点滴製剤および錠剤が発売され，

帯状疱疹の抗ヘルペスウイルス薬による抗ウイルス治療が可能となった．ACVは1977年に発見され，その高い有効性や選択性，そして安全性から，開発者のDr. Gertrude Belle Elionは1988年にノーベル医学生理学賞を授与されている．しかし，ACV内服薬は1日5回の内服が必要であり，また生体利用率も低いため，外来での治療は不十分なものであった．その後，2000年代にはバラシクロビル(VACV)，ファムシクロビル(FCV)が登場した．この2剤はプロドラッグであり，高い血中濃度が得られ，また内服回数も1日3回となり，外来での治療がよりスムーズに行えるようになった．そして，2017年9月に新規作用機序を持つ抗ヘルペスウイルス薬アメナメビル(AMNV)が発売され，帯状疱疹の治療の幅が広がった．

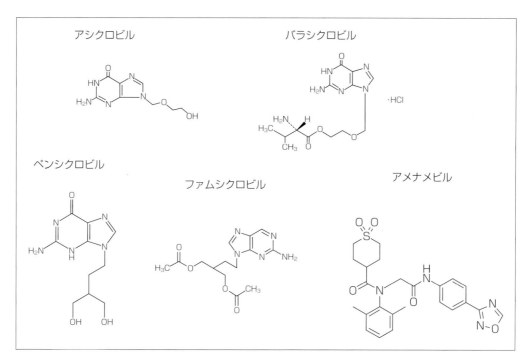

図 4. 抗ヘルペスウイルス薬の構造式

2．核酸アナログ製剤の作用機序と注意点

ACV，ペンシクロビル（PCV）は感染細胞においてウイルス由来のチミジンキナーゼにより一リン酸化され，さらに細胞内のキナーゼによって三リン酸化体に変更される．これらはウイルスDNAポリメラーゼの基質の1つであるデオキシグアノシン三リン酸化（dGTP）と競合的拮抗することによりウイルスDNAポリメラーゼ阻害作用を示す．また，ウイルスDNA鎖伸長阻害を示すことで抗ウイルス作用を発揮する．

VACVはACVの経口吸収性を改善したプロドラッグ（アシクロビルのL-バリンエステル）であり経口投与後，肝臓で加水分解されアシクロビルとなり抗ウイルス作用を発現する．FCVもPCVのプロドラッグであり，経口投薬後，腸および肝臓で速やかに代謝を受けPCVへと変換され，抗ウイルス作用を発現する．

ビダラビンは，核酸塩基アデニンのアナログであり，宿主細胞由来のチミジンキナーゼにより三リン酸化され，ウイルス特異的DNAポリメラーゼの阻害やリボヌクレオシド還元酵素の阻害などにより抗ウイルス作用を示す．それぞれの薬剤の構造式を図4に示す．

核酸アナログ系の抗ヘルペスウイルス内服薬はすべて腎排泄性であり，用量依存性に腎障害や精神神経系の障害（脳症，構語障害，幻覚，せん妄など）を引き起こす可能性があるため，腎機能に応じた減量投与を行う（表3）．

加齢により腎機能は低下する．70歳以上の高齢者では推算糸球体濾過量（eGFR）の平均は若年正常者の50％程度まで低下している．そのため，腎機能不明な高齢者に対しては，はじめから抗ウイルス薬の減量投与を考えたほうがよい場合がある．また，一般に高齢者は水分摂取量が低下しているため，抗ウイルス薬内服中は飲水を促したほうがよい．

3．AMNVと既存薬との違い，利点

AMNVはヘリカーゼ・プライマーゼ阻害薬として抗ヘルペスウイルス作用を発揮する．ヘリカーゼ・プライマーゼとは，VZVではhelicase ORF55，primase ORF6，cofactor ORF52の3つの蛋白の複合体酵素である．この酵素は，ウイルスの2本鎖DNAをほどいて2本の1本鎖にするヘリカーゼ活性，そしてそれぞれの1本鎖となった鋳型DNAにDNA複製の起点となるRNAプライマーを合成するプライマーゼ活性を持つ．

表 3. 腎機能障害帯状疱疹患者における抗ヘルペスウイルス薬の用量

CCr (mL/min)	アシクロビル錠	アシクロビル注射用	CCr (mL/min)	バラシクロビル錠	CCr (mL/min)	ファムシクロビル錠	アメナメビル錠
>50	1回800 mgを1日5回	8時間ごと5 mg/kg	≧50	8時間ごと1,000 mg	≧60	1回500 mgを1日3回	減量の設定なし
25〜50	1回800 mgを1日5回	12時間ごと5 mg/kg	30〜49	12時間ごと1,000 mg	40〜59	1回500 mgを1日2回	
10〜25	1回800 mgを1日3回	24時間ごと5 mg/kg	10〜29	24時間ごと1,000 mg	20〜39	1回500 mgを1日1回	
<10	1回800 mgを1日2回	24時間ごと2.5 mg/kg	<10	24時間ごと500 mg[*1]	<20	1回250 mgを1日1回[*2]	

[*1]：血液透析患者では 24 時間ごと 250 mg（血液透析日は透析後に投与）.
[*2]：血液透析患者には 250 mg を透析直後に投与する. なお次回透析前に追加投与は行わない.
・ビダラビン…CCr＜10 mL/min の場合，使用量を 75％に減量（透析患者は透析後）.
・アメナメビル…透析を必要とする腎障害患者における試験は行われていない.

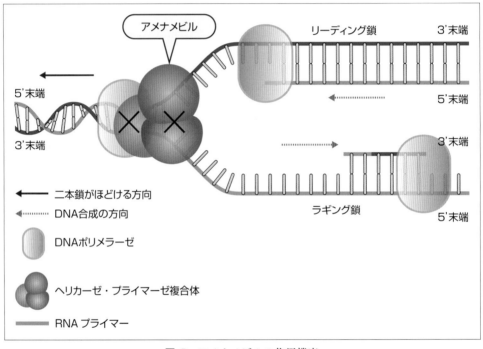

図 5. アメナメビルの作用機序

RNA プライマーが合成されると，それを起点としてウイルスの DNA ポリメラーゼが働き，相補的ウイルス DNA 伸長を開始する[3]（図 5）. このように，AMNV は既存の核酸アナログよりも早い段階でウイルス DNA の複製を阻害する. アメナリーフ®の特徴としては，VZV DNA 複製阻害作用の強さと，薬物動態のよさから 1 日 1 回投与で十分な抗ウイルス作用を発揮すること，既存の抗ヘルペスウイルス薬と作用機序が異なるため交差耐性を示さない[12]こと，さらに，前述のように既存の経口抗ヘルペスウイルス薬はすべて腎排泄性のため，腎機能の程度に応じて投与量を調節する必要があるが，本剤は主として胆汁から糞便に排泄されるため，用量調節の必要はないという 3 点が挙げられる.

4. 抗ヘルペスウイルス薬の使い分け

一般的に軽症〜中等症の帯状疱疹については内服薬で十分治療可能である. 重症例，または免疫低下を伴う症例では入院のうえ，点滴による加療を考慮する（図 6）. 点滴治療を必要とする例とし

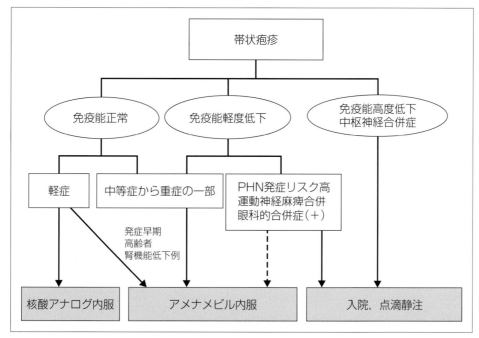

図 6. 抗ヘルペスウイルス薬の使い分け

ては，① 免疫低下を伴うような基礎疾患を伴う症例（汎発疹を伴う症例，複発性帯状疱疹など），② 皮疹の重症例や，高度の疼痛を有するなど PHN の発症リスクの高い症例，③ 三叉神経第 I 枝領域の帯状疱疹，④ 運動神経麻痺を伴う症例（Ramsay Hunt 症候群，S_{3-4} 領域の帯状疱疹による尿閉），⑤ 発熱，頭痛，悪心，嘔吐など中枢神経合併症を疑う症例などが挙げられる．高齢者や腎機能が不明な患者では，用量調節の必要のない AMNV が使用しやすい．

PHN に対する治療 up-to-date

詳細は成書に譲るが，2010 年のプレガバリンの発売以降，PHN を含む慢性疼痛の治療薬が充実してきている．そして神経障害性疼痛薬物療法ガイドラインでは神経障害性疼痛に対する薬物療法のアルゴリズムも示されている（図7）[13]．この分野でも昨年販売開始となったミロガバリンをはじめ，今後様々な治療薬が出てくる予定である．

おわりに

令和の時代を迎え，帯状疱疹の診断，治療のためのツールは充実してきている．ただし，これら

のツールを有効に活用するためには我々皮膚科医の臨床能力のさらなる向上が必須であることは言うまでもない．痛みに苦しむ帯状疱疹患者を一人でも少なくすることが皮膚科医の責務であると考える．

文　献

1) 渡辺大輔：皮膚疾患を起こすウイルス．皮膚科臨床アセット 3 ウイルス性皮膚疾患ハンドブック（浅田秀夫編），中山書店，pp. 14-18, 2011.
2) 渡辺大輔，浅野喜造，伊東秀記ほか；ヘルペス感染症研究会（JHIF）帯状疱疹ワークショップ：帯状疱疹の診断・治療・予防コンセンサス．臨床医薬，**28**：161-173, 2012.
3) 鈴木道雄，木村　宏：【水痘を見直す―水痘ワクチン定期接種化にあたって―】水痘・帯状疱疹の検査診断．小児科，**55**：1377, 2014.
4) Dworkin RH, et al：Prospects for the prevention of postherpetic neuralgia in herpes zoster patients. *Clin J Pain*, **16**：S90-S100, 2000.
5) Johnson RW：Herpes zoster in the immunocompetent patient：management of post-herpetic neuralgia. *Herpes*, **10**：38-45, 2003.
6) Kost RG, Straus SE：Postherpetic neuralgia―pathogenesis, treatment, and prevention. *N Engl*

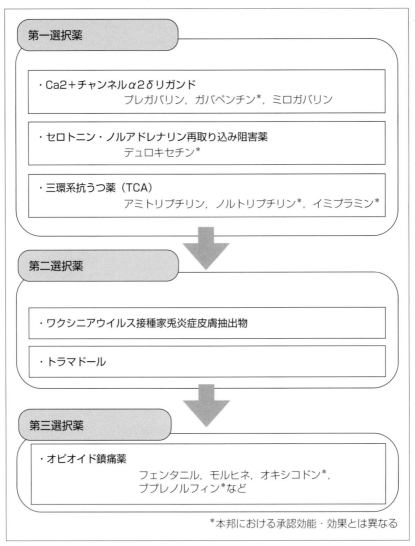

第一選択薬

・Ca2＋チャンネルα2δリガンド
　　　プレガバリン，ガバペンチン＊，ミロガバリン

・セロトニン・ノルアドレナリン再取り込み阻害薬
　　　デュロキセチン＊

・三環系抗うつ薬（TCA）
　　　アミトリプチリン，ノルトリプチリン＊，イミプラミン＊

第二選択薬

・ワクシニアウイルス接種家兎炎症皮膚抽出物

・トラマドール

第三選択薬

・オピオイド鎮痛薬
　　　フェンタニル，モルヒネ，オキシコドン＊，
　　　ブプレノルフィン＊など

＊本邦における承認効能・効果とは異なる

図 7. 神経障害性疼痛薬物療法アルゴリズム（文献 13 より引用，改変）

　　J Med, **335**：32-42, 1996.
7）Asada H, et al：An inverse correlation of VZV skin-test reaction, but not antibody, with severity of herpes zoster skin symptoms and zoster-associated pain. *J Dermatol Sci,* **69**：243-249, 2013.
8）Lal H, et al：Efficacy of an adjuvanted herpes zoster subunit vaccine in older adults. *N Engl J Med,* **372**：2087-2096, 2015.
9）Shiraki K, Toyama N, Daikoku T, et al：Miyazaki Dermatologist Society. Herpes Zoster and Recurrent Herpes Zoster. *Open Forum Infect Dis,* **4**(1)：eCollection 2017 Winter.
10）渡辺大輔ほか：水痘・帯状疱疹ウイルス抗原検出

キットの基礎的，臨床的性能評価．新薬と臨床，**67**：23, 2018.
11）Kimura H, et al：Comparison of quantitations of viral load in varicella and zoster. *J Clin Microbiol,* **38**：2447-2449, 2000.
12）Chono K, et al：ASP2151, a novel helicase-primase inhibitor, possesses antiviral activity against varicella-zoster virus and herpes simplex virus types 1 and 2. *J Antimicrob Chemother,* **65**：1733-1741, 2010.
13）日本ペインクリニック学会神経障害性疼痛薬物療法ガイドライン改訂版作成ワーキンググループ（編）：神経障害性疼痛薬物療法ガイドライン改訂第 2 版，真興交易医書出版部，2016.

MB Derma, 297：39-45, 2020.

◆特集／ウイルス性疾患 最新の話題

帯状疱疹の予防 up-to-date

浅田秀夫*

Key words：帯状疱疹(herpes zoster), 水痘・帯状疱疹ウイルス(varicella-zoster virus), 生ワクチン(live vaccine), サブユニットワクチン(subunit vaccine), 細胞性免疫(cell-mediated immunity)

Abstract 我が国では,帯状疱疹の罹患率は右肩上がりで増え続けており,今後もさらなる増加が予想されている. さらに抗ヘルペスウイルス薬が普及した現在でも, 合併症や後遺症に苦しんでいる患者が少なくないことから, ワクチンによる予防は帯状疱疹診療における重要な課題である. 本邦では, 2016年3月より水痘ワクチンが帯状疱疹予防にも適用拡大され, さらに2020年1月から新規サブユニットワクチンの発売も始まった. ただし, 水痘ワクチンは免疫抑制患者への接種が禁忌である. 一方, サブユニットワクチンは予防効果に優れ, 免疫抑制患者にも接種可能であるが, 局所や全身の副反応の発生頻度が高い.

はじめに

水痘・帯状疱疹ウイルス(VZV)は, 初感染で水痘を引き起こした後, 知覚神経節に潜伏感染しているが, 免疫低下などが誘因となり再活性化を起こして帯状疱疹を生じる. 我が国における帯状疱疹の発生頻度は年間1,000人あたり5人程度とされているが, 加齢に伴い増加する傾向がある. 高齢化が進行している我が国では, 帯状疱疹の罹患率が右肩上がりで増え続けており, 今後もさらなる患者の増加が予想される. 1980年代に, アシクロビル, ビダラビンをはじめとする抗ヘルペスウイルス薬が登場して以来, 帯状疱疹の治療成績は飛躍的に向上した. しかし, 今なお様々な合併症や帯状疱疹後神経痛(PHN)により長期にわたり苦しむ患者が少なくないことから, ワクチンによる予防が重要と考えられる. 欧米では10年以上前から, 帯状疱疹予防ワクチンとして生ワクチンが用いられており, さらにサブユニットワクチンも普及しつつある. 本邦においても, 2016年3月よ

り水痘ワクチンが高齢者の帯状疱疹予防目的で使用できるようになり, さらに最近では新規サブユニットワクチンも発売が開始された. 本稿では, 帯状疱疹予防の臨床的意義について解説するとともに, 帯状疱疹予防の免疫学的裏付け, 2種類の帯状疱疹予防ワクチンの特徴について紹介する.

帯状疱疹予防の意義

我が国では, 後述のごとく帯状疱疹の罹患率が右肩上がりで増え続けており, 今後もさらなる増加が予想されている. さらに抗ヘルペスウイルス薬を投与してもPHNや合併症を完全に予防できるわけではなく, 今なお多くの患者が後遺症や合併症に苦しんでいる. このような現状を考えると, ワクチンを接種することによって帯状疱疹の発症や重症化を予防することは, 帯状疱疹診療における重要な課題といえる.

1. 我が国における帯状疱疹の発症率は年々増加

帯状疱疹の発症率は加齢とともに増加する傾向があり, 50歳を境に急激に上昇することが知られている[1]. 一方, 水痘皮内反応(VZV特異的細胞性免疫)は加齢に伴い減衰することが知られ, この

* Hideo ASADA, 〒634-8522 橿原市四条町840 奈良県立医科大学皮膚科学教室, 教授

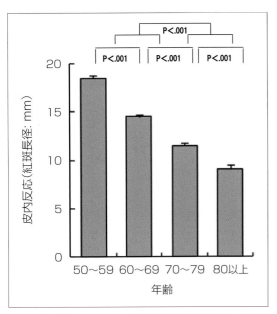

図 1. 小豆島スタディ：水痘皮内反応と年齢との関係
（文献 2 より引用，改変）

VZV 特異的細胞性免疫の低下が加齢に伴う帯状疱疹の発症率の上昇に関わっているものと考えられている（図1）[2]．宮崎県における大規模疫学調査（宮崎スタディ）では，調査が開始された1997年から帯状疱疹の発症数および発症率は，高齢者の増加に伴い年々上昇してきており，21年間に帯状疱疹の年総数は54.5%増え，平均発症率も68.1%上昇したと報告されている[3]．したがって，高齢化が進行している我が国においては今後も患者数の増加が予想される．

また，我が国では2014年10月から小児への水痘ワクチンの定期接種が開始されたが，それが集団における帯状疱疹の発生をさらに増加させる可能性が指摘されている．実際，米国では水痘ワクチン定期接種化の結果，1998〜2003年の間に水痘発症率が減少する一方，帯状疱疹発症率は増加したとの報告がある．我が国の宮崎スタディにおいても，定期接種前に比べ定期接種後では20〜40歳代の若年層で発症率の著しい上昇が観察されている[4]．すなわち，従来水痘患児との接触によりVZVに対する免疫が賦活されていた若年層が，水痘の減少の結果，免疫増強効果が得られなくなり，発症率が上昇したものと考えられている．

2．抗ヘルペスウイルス薬による治療の課題

1980年代に，アシクロビル，ビダラビンをはじめとする抗ヘルペスウイルス薬が登場して以来，帯状疱疹の治療成績は飛躍的に向上した．ただし，抗ヘルペスウイルス薬はできるだけ早期に全身投与することが大切であり，皮疹出現後3日以内に治療を開始するのが望ましいとされている．しかし実際には，受診が遅れ，3日以内に治療開始できるのは患者全体の1/3程度である．これが後遺症や合併症を生じる要因の1つとなっている．また，早期に治療を開始できても患者の免疫状態や病巣の部位によっては，やはり後遺症を残すことがある．特にPHNは，患者の5人に1人が発症するポピュラーな疾患であり，長期にわたる頑固な疼痛のためQOLを著しく低下させる．PHN以外にも，眼合併症，顔面神経麻痺，難聴・めまい，ウイルス性脳髄膜炎などの合併症で苦しむ患者は少なくない．

帯状疱疹と免疫との関わり

帯状疱疹が高齢者に多発することから，VZVに対する免疫の低下が帯状疱疹発症の重要な誘因の1つとして，以前から示唆されてきた[5]〜[7]．また，Hope-Simpsonは帯状疱疹発症者192例について，水痘との関係，季節，年齢などについて観察し，水痘が流行すると帯状疱疹が減少する傾向があることを記載している[5]．またThomasらは，水痘患者あるいは子どもとの頻繁な接触が成人の帯状疱疹の発症を抑制することを報告している[8]．逆に，米国で水痘生ワクチンの定期接種が導入された結果，1998〜2003年の間に水痘の発症は79%減少したが，帯状疱疹は90%増加した[9]．以上のように，水痘患者との接触はVZVに対する免疫を賦活し，帯状疱疹の発症リスクを減少させるものと考えられている．我が国においても，外山らは宮崎県における帯状疱疹患者48,388人を対象とした疫学調査により，帯状疱疹の発症パターンが水痘の流行パターンと鏡像関係にあることを示し，水痘の流行によるVZVに対する免疫賦活効

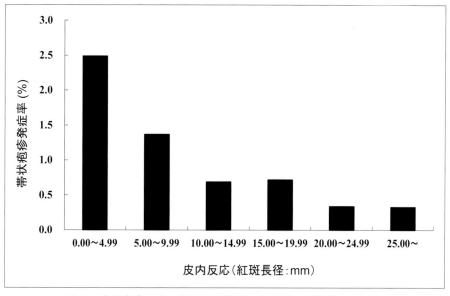

図 2. 水痘皮内反応と帯状疱疹発症との関係（文献 14 より作図）

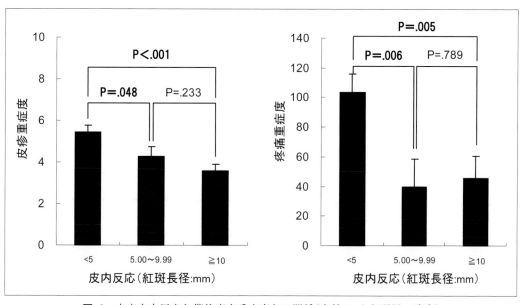

図 3. 水痘皮内反応と帯状疱疹重症度との関係（文献 13 より引用，改変）

果が，帯状疱疹の発症に影響を及ぼしている可能性を指摘している[10]．

我々は香川県小豆郡において，50 歳以上の住民12,522 人を対象として，コミュニティベースの前向き大規模疫学研究を実施し，VZV に対する免疫の程度と帯状疱疹の発症，重症度，PHN との関係について検討を行った[2)11)~15)]．VZV 特異的細胞性免疫の測定には水痘抗原皮内テストを用い，液性免疫として VZV 特異的抗体価を測定した．その結果，以下の事実が明らかになった．

① **帯状疱疹発症リスクと水痘皮内反応との関係**：帯状疱疹発症リスクと水痘皮内反応との関係を検討したところ，皮内反応が強いグループほど，発症リスクが低くなることが判明した[2)14)]（図2）．一方，VZV 特異的抗体価と発症リスクとの間には有意な相関がみられなかった．

② **帯状疱疹重症度と免疫との関係**：帯状疱疹発症者について，水痘皮内反応が強いグループほど，皮疹および疼痛重症度が軽いことが判明した[13)]（図 3）．一方，VZV 特異的抗体価と重症度と

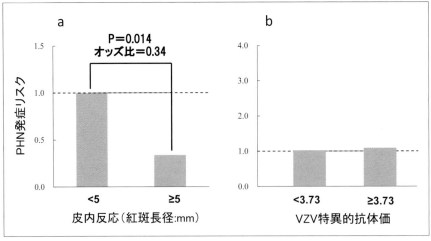

図 4. 水痘皮内反応および VZV 特異的抗体価と PHN との関係
（文献 15 より引用，改変）
a：水痘皮内反応が 5 mm 以上の群と 5 mm 未満の群で PHN 発症リスクを比較．
b：VZV 糖蛋白抗原を用いた ELISA 法により測定した VZV 特異的抗体価を，中間値で
　　低値群と高値群に分けて PHN 発症リスクを比較．

の間には有意な相関はみられなかった．

③ **PHN と免疫との関係**：水痘皮内反応の紅斑長径が 5 mm 以上群と 5 mm 未満群とで比較すると，5 mm 以上群の PHN 発症リスクは，5 mm 未満群と比べて約 1/3 であった[15]（図 4-a）．一方，VZV 特異的抗体価と PHN 発症リスクとの間には有意な相関はみられなかった（図 4-b）．

以上の結果から，VZV 特異的細胞性免疫が帯状疱疹の発症，重症化，PHN の予防に重要な役割を担っていること，一方，液性免疫は帯状疱疹や PHN の予防にはほとんど役立っていないことが明らかになった．

ワクチンによる帯状疱疹の予防

我が国では，2016 年 3 月より水痘ワクチンが帯状疱疹の発症予防にも適用拡大され使用可能となった．さらに 2020 年 1 月末から新規に開発されたサブユニットワクチンの発売も開始された．以下に各ワクチンの特徴を解説する．

1．水痘ワクチンによる帯状疱疹予防

a）水痘ワクチンによる細胞性免疫の増強作用

我が国で使用されている水痘ワクチンは，岡という名前の水痘患児から分離された VZV（Oka 株）を弱毒化した生ワクチンで，1974 年に大阪大学微生物病研究所の高橋理明博士によって開発された[16]．その後，このワクチンは Merck 社（米国），GlaxoSmithKline 社（英国）にも供与され，WHO が推奨する唯一の水痘ワクチンとして欧米ならびにアジア各国に広く普及してきた．したがって現在，世界中で使用されている水痘ワクチンはすべて Oka 株由来ワクチンである．

Takahashi らは，50〜79 歳の高齢者 127 人を対象として，水痘ワクチンの接種を行い，接種の前後で VZV に対する免疫力を測定した[17]．その結果，VZV に対する細胞性免疫（水痘皮内反応），液性免疫（VZV 特異的抗体価）はともに加齢に伴って低下する傾向がみられ，さらに水痘ワクチン接種が，VZV 特異的細胞性免疫の増強に有効であることが明らかになった．この結果に基づき，2004 年に水痘ワクチンの添付文書が改訂され，「水痘ウイルスに対して免疫能が低下した高齢者」が接種対象者として新たに追加され，さらに 2016 年 3 月には，効能・効果に「50 歳以上の者に対する帯状疱疹の予防」が追記された．

b）水痘ワクチンによる帯状疱疹の予防効果と課題

カリフォルニア大学の Oxman らは，米国で使用されている水痘ワクチン（日本の Oka 株を用い

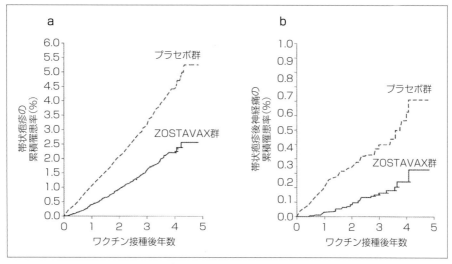

図 5. ZOSTAVAX® による予防効果（文献 18 より引用，改変）
ZOSTAVAX®（生ワクチン）接種後の，帯状疱疹(a)および PHN(b)の累積罹患率

て Merck 社で作製された Oka-Merck 株ワクチン）よりも力価が約 14 倍高い高力価 Oka-Merck 株ワクチン（ZOSTAVAX®）を用いて，60 歳以上の成人 38,546 人を対象に，大規模な無作為二重盲検プラセボ対照試験を実施した[18]．3 年間の観察の結果，ワクチン接種群ではプラセボ群と比べて，帯状疱疹の発生率が 51.3% 減少，PHN の発生率が 66.5% 減少，重症度は 61.1% 低下したと報告した（図5）．また，効果の持続期間については，統計学的に有意な予防効果が認められたのは接種後 8～10 年までであった．米国では，この結果を受けて 2006 年にこの Merck 社製帯状疱疹予防ワクチンを 60 歳以上の高齢者を対象に使用することが承認され，さらに 2011 年からは 50 歳代への接種も許可された．我が国においても，2016 年に本邦で使用されている水痘ワクチンを高齢者の帯状疱疹予防に使用することが承認された．我が国の水痘ワクチンの力価（約 30,000 pfu）は，米国で使用されている水痘ワクチンの力価よりもかなり高く，ZOSTAVAX® の力価（18,700～60,000 pfu）に匹敵しているため，小児用の水痘ワクチンがそのまま帯状疱疹予防にも用いられている．

水痘ワクチンの問題点として，生ワクチンであるため，白血病，抗がん剤使用中，免疫抑制療法中，HIV 感染患者などの免疫不全患者への接種は禁忌となっている点が挙げられる．すなわち，帯状疱疹のリスクが高い免疫不全患者に接種できない点が，本ワクチンの課題といえる．

2．サブユニットワクチンによる帯状疱疹予防と課題

近年，VZV の糖タンパク gE とアジュバント AS01$_B$ を組み合わせたサブユニットワクチン（Shinglix®）が開発され，高い有効性が報告されている．50 歳以上の健常人 15,411 人を対象として，2 回接種（筋注）による無作為化第Ⅲ相試験（ZOE-50）が実施された結果，ワクチン接種により帯状疱疹の発症が 97.2% 減少した[19]．さらに，70 歳以上の高齢者 13,900 人を対象として行われた臨床試験（ZOE-70）でも，帯状疱疹の予防効果は 89.8% であり，高齢者にも高い有効性が認められた（図6）[20]．また，ZOE-50 と ZOE-70 を合わせた全体について，70 歳以上の被験者（計 16,596 人）における帯状疱疹予防効果は 91.3%，PHN に対する有効率は 88.8% であった．米国では，本ワクチンの高い有効性と免疫不全患者にも使用可能な利点から，予防接種の実施に関する諮問委員会（ACIP）が，ZOSTAVAX® よりも Shinglix® の接種を推奨している．本ワクチンは，我が国においても 2018 年 3 月に製造販売承認を受け，本年 1 月末から発売が開始された．

上記のように Shinglix® には高い有効性が認められており，生ワクチンを接種できない免疫抑制

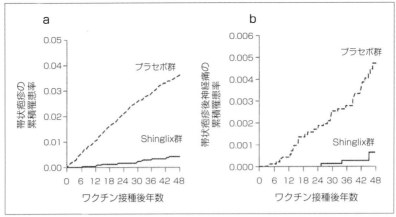

図 6. Shinglix® による予防効果（文献 20 より引用，改変）
Shinglix®（サブユニットワクチン）接種後の，帯状疱疹（a）および PHN（b）の
累積罹患率

患者にも使用できる点が大きな利点であるが，一方で生ワクチンにもいくつかの長所がある．1 つは，生ワクチンは 1 回接種であるのに対して，Shinglix® は 2 回接種を必要とする点である．また，生ワクチンでは筋肉痛，倦怠感，頭痛，発熱などの全身性の副作用は極めて頻度が低いのに対して，Shinglix® ではこれらの副作用が，数日で軽快することが多いものの約 11％ に認められており，接種後の注意深いモニタリングが必要と考えられる．

おわりに

抗ヘルペスウイルス薬が登場して以来，帯状疱疹の治療成績は飛躍的に向上したが，今なお，合併症や頑固な神経痛に苦しむ患者は少なくない．高齢化が進む我が国では，今後さらなる患者の増加が予想されるが，高額な抗ウイルス薬の使用や長期にわたる神経痛の治療は，医療費の増大にもつながる．我が国においても，ようやく帯状疱疹予防に弱毒生ワクチンとサブユニットワクチンが使用できるようになった．今後，これらのワクチンの長所，短所を踏まえて適正使用を進めることにより，帯状疱疹ならびにその合併症や後遺症の減少に役立つことはもとより，高齢者医療費の削減にもつながるものと期待している．

文 献

1) 外山　望：地域皮膚科医コミュニティの連携が生んだ大規模帯状疱疹疫学調査報告．日臨皮会誌，**29**：799-804，2012．

2) Okuno Y, Takao Y, Miyazaki Y, et al：Assessment of skin test with varicella-zoster virus antigen for predicting the risk of herpes zoster. *Epidemiol Infect*, **141**：706-713, 2013.

3) 外山　望：帯状疱疹大規模疫学調査「宮崎スタディ（1997-2017）」アップデート．*IASR*, **39**：139-141，2018．

4) Toyama N, Shiraki K；Miyazaki Dermatologist Society, et al：Universal varicella vaccination increased the incidence of herpes zoster in the child-rearing generation as its short-term effect. *J Dermatol Sci*, **92**：89-96, 2018.

5) Hope-Simpson RE：The nature of herpes zoster：a long-term study and a new hypothesis. *Proc R Soc Med*, **58**：9-20, 1965.

6) Berger R, Florent G, Just M：Decrease of the lymphoproliferative response to varicella-zoster virus antigen in the aged. *Infect Immun*, **32**：24-27, 1981.

7) Burke BL, Steele RW, Beard OW, et al：Immune responses to varicella-zoster in the aged. *Arch Intern Med*, **142**：291-293, 1982.

8) Thomas SL, Wheeler JG, Hall AJ：Contacts with varicella or with children and protection against herpes zoster in adults：a case-control study. *Lancet*, **360**：678-682, 2002.

9) Yih WK, Brooks DR, Lett SM, et al：The inci-

dence of varicella and herpes zoster in Massachusetts as measured by the Behavioral Risk Factor Surveillance System (BRFSS) during a period of increasing varicella vaccine coverage, 1998-2003. *BMC Public Health*, **5** : 68, 2005.

10) Toyama N, Shiraki K : Epidemiology of herpes zoster and its relationship to varicella in Japan : A 10-year survey of 48,388 herpes zoster cases in Miyazaki prefecture. *J Med Virol*, **81** : 2053-2058, 2009.

11) Takao Y, Miyazaki Y, Onishi F, et al : The Shozu Herpes Zoster (SHEZ) study : rationale, design, and description of a prospective cohort study. *J Epidemiol*, **22** : 167-174, 2012.

12) Tang H, Moriishi E, Okamoto S, et al : A community-based survey of varicella-zoster virus-specific immune responses in the elderly. *J Clin Virol*, **55** : 46-50, 2012.

13) Asada H, Nagayama K, Okazaki A, et al : An inverse correlation of VZV skin-test reaction, but not antibody, with severity of herpes zoster skin symptoms and zoster-associated pain. *J Dermatol Sci*, **69** : 243-249, 2013.

14) 奥野良信, 大西史剛, 宮﨑美行ほか：帯状疱疹疫学調査：水痘抗原「ビケン」を用いた皮内検査による帯状疱疹および帯状疱疹後神経痛のリスク評価. 臨床医薬, **30** : 905-915, 2014.

15) Imoto K, Okazaki A, Onishi F, et al : VZV skin-test reaction, but not antibody, is an important predictive factor for postherpetic neuralgia. *J Dermatol Sci*, **79** : 235-240, 2015.

16) Takahashi M, Otsuka T, Okuno Y, et al : Live vaccine used to prevent the spread of varicella in children in hospital. *Lancet*, **2** : 1288-1290, 1974.

17) Takahashi M, Okada S, Miyagawa H, et al : Enhancement of immunity against VZV by giving live varicella vaccine to the elderly assessed by VZV skin test and IAHA, gpELISA antibody assay. *Vaccine*, **21** : 3845-3853, 2003.

18) Oxman MN, Levin MJ, Johnson GR, et al : A vaccine to prevent herpes zoster and postherpetic neuralgia in older adults. *N Engl J Med*, **352** : 2271-2284, 2005.

19) Lal H, Cunningham AL, Godeaux O, et al : Efficacy of an adjuvanted herpes zoster subunit vaccine in older adults. *N Engl J Med*, **372** : 2087-2096, 2015.

20) Cunningham AL, Lal H, Kovac M, et al : Efficacy of the herpes zoster subunit vaccine in adults 70 years of age or older. *N Engl J Med*, **375** : 1019-1032, 2016.

MB Derma, **297**：46-52, 2020.

◆特集／ウイルス性疾患 最新の話題

単純ヘルペスの治療 up-to-date

今福信一*

Key words：単純ヘルペス(herpes simplex)，単純ヘルペスウイルス(herpes simplex virus；HSV)，アシクロビル(aciclovir)，バラシクロビル(valaciclovir)，ファムシクロビル(famciclovir)，患者開始治療(patient-initiated therapy；PIT)

Abstract 単純ヘルペスウイルス(HSV)には1型と2型があり，ともに粘膜から感染し神経に潜伏し，ときに再発する．単純ヘルペス(単純疱疹)は HSV による感染症で，初感染と再発に大別できるが，医療機関を受診する患者は圧倒的に再発の例が多い．HSV-1 は口唇を中心に上半身に，HSV-2 は性器を中心に下半身に再発しやすい．再発は口唇や性器の周囲の皮膚に軽症の水疱を作る場合が多いが，初感染は重症化し，皮膚や歯肉，口唇，口腔粘膜のびらんに加えて発熱，リンパ節腫脹などの全身症状を伴いやすい．再発の典型像では診断は容易だが，非典型例では HSV を確定的に検出する検査がないために診断が難しい場合があるので，臨床診断が重要となる．HSV には安全で効果の高い経口抗ウイルス薬が発売されており，疼痛を自覚できる患者にはファムシクロビルの患者開始治療も新たに保険適用された．病態をきちんと理解して早期に使えば患者の病悩を軽減することができる．

はじめに

ヒトのヘルペスウイルスは9つが知られており，そのうち単純ヘルペスウイルス(herpes simplex virus；HSV)は1型と2型で2つを占める．HSV と水痘帯状疱疹ウイルス(varicella zoster virus；VZV)は併せてαヘルペスウイルス亜科と呼ばれ，いずれも粘膜から感染し，神経に潜伏する共通性を持つが両者の病態は異なる．単純ヘルペスは，その名前とは裏腹にあまり単純ではない仕組みで制御されている．HSV はその抗原性により1型と2型に分けられている．HSV-1，2ともに粘膜から感染し神経に潜伏する．初感染はいずれのウイルスでも生じるが，HSV-1 は口唇を中心に上半身に，HSV-2 は性器を中心に下半身に再発しやすい．HSV は重症の初感染として感染が成立

する場合があるが，多くは無症候のうちに感染している．再発は一般に軽症だが，背景疾患によっては重症となる．それぞれの病態に応じた治療目標を立てる必要がある．本稿でははじめに単純ヘルペスの疫学について簡単に説明し，臨床像，検査からわかる病態と，それに応じた治療について述べる．

単純ヘルペスの疫学

どれくらいの患者が単純ヘルペスを持っているのだろうか？ 皮膚科外来受診者をみればある程度の患者数がわかる．古江らの行った全国四季別の大規模調査によれば，単純ヘルペスの患者数は外来受診患者の 1.02％ を占めていた[1]．ウイルス性疾患としては，帯状疱疹や尋常性疣贅よりも少ない結果であった(図1)．では，全人口でみた場合どれくらいのヒトが HSV に感染したことがあるだろうか．この疑問は抗体の陽性率から推測可能である．1970年の青森市における臨床検査に出

* Shinichi IMAFUKU，〒814-0180 福岡市城南区七隈7-45-1 福岡大学医学部皮膚科学教室，教授

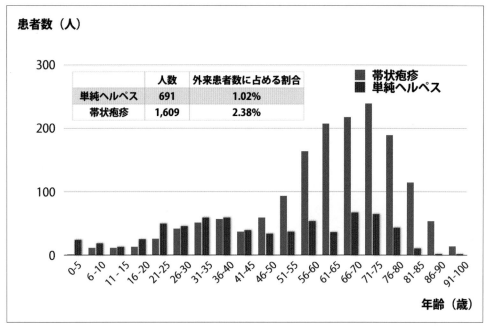

患者数（人）

	人数	外来患者数に占める割合
単純ヘルペス	691	1.02%
帯状疱疹	1,609	2.38%

■ 帯状疱疹
■ 単純ヘルペス

年齢（歳）

図 1. 本邦における皮膚科受診患者の多施設横断四季別全国調査による
単純ヘルペスと帯状疱疹の患者数（文献 1 のデータより作成）

された血清検体 220 例分を用いた年齢別の HSV 中和抗体の陽性率は年齢とともに直線的に増加していた[2]．1996 年，東京で行われた皮膚科受診患者（疾患は問わない）の血清検体 349 例の HSV-IgG 抗体の解析でも，同様に年齢に正比例するように直線的に陽性率は上昇していた[3]．福岡県久山町において 1,244 人（男性 574 人，女性 670 人）の一般住民の血清検体を用いて HSV-1，HSV-2 の IgG 抗体を調査した研究でも，同様に年齢とともに直線的に上昇がみられた[4]．世界的にみても同様の傾向がみられ，HSV は年齢とともに抗体保有率が上昇し，すなわち年を経るにつれて大多数のヒトが一度は感染しているウイルスである．しかし，症状を呈する患者は年齢別に一定数である[1]．筆者らは口唇，性器に病変があり，単純ヘルペスを疑って提出された結果を集計したところ，陽性率は上記の既報告と同様であった[5]．これらの報告のいずれも陽性者の抗体価は低値ではなく，中等度の力価を示していた．つまり，HSV は全人口の半分に感染しており，陽性者のなかでは抗体価が維持されるような増殖が定期的に行われるが，ごくわずかの者に単純ヘルペスという疾患として発症することがわかる．

単純ヘルペスの臨床像

1．再発性ヘルペス

次に，比較的よくみられる再発性口唇ヘルペスの臨床像から HSV の病態を考えてみる．単純ヘルペスは「口唇の水疱」と考えられているが，もう少し詳しく臨床像をみてみる．口唇は解剖学的に，赤いくちびるの外側の普通の皮膚（白唇）と乾いた赤唇，およびそれと連なる口唇粘膜がある．口唇ヘルペスは赤唇と白唇の境界部分に病変をつくることが最も多い（図 2）．単純ヘルペスの病理像をみると，表皮の有棘層は HSV の感染により棘融解を生じる．本来，デスモソームなどの接着分子で隣接する細胞と強力に接着しているはずの表皮細胞はばらばらになり，したがって水疱ができる．水疱蓋は完全に角化した丈夫な角層でできている．丈夫な角層の下で孤立した限局性の小水疱ができるので，ドーム状に立ち上がっている丘疹状の水疱となる．一方，赤唇部に出る場合は，乾いた赤唇の皮膚の部分に病変を生じる．この赤唇の乾いた部分では極めて角層が薄いため，水疱を形成するのは難しく，最初からびらん，そしてすぐに痂皮になる．したがって，赤唇皮膚にある

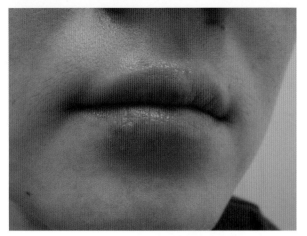

図 2. 再発性口唇ヘルペスの臨床像
白唇と赤唇の境目に小さな水疱がみられる.

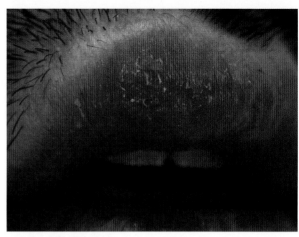

図 3. 赤唇皮膚に限局した再発性口唇ヘルペスの臨床像
明らかな水疱はみられず，痂皮が中心となる.

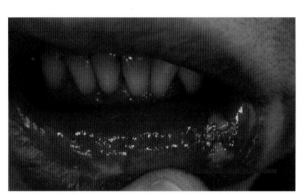

図 4. ベラークを付着する口内炎
HSV-1，HSV-2 の DNA はいずれも陰性.

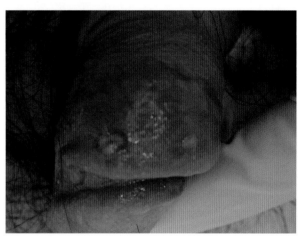

図 5. 再発性性器ヘルペスの臨床像
包皮にみられやすい．HSV-2 DNA 陽性例.

ヘルペスは，多くの場合びらんか痂皮のみの病変となる(図3).

　福岡大学病院では，HSV の検出に LAMP 法といわれる研究的な遺伝子増幅による方法を行っている．これにより，正確に HSV-1，2 が検出でき，どのような病変が HSV によるものか判定できる．この方法で単純ヘルペスが疑われる臨床像で，HSV が検出されなかった病変をみてみる．いわゆるアフタや口内炎といわれる病変からは HSV は検出されない(図4)．びまん性の口唇のびらんなどからも HSV は検出されない(図4)．

　次に再発性の性器ヘルペスの臨床像をみてみる．再発性性器ヘルペスは，男性では陰茎，包皮，冠状溝に小豆大までの病変を作りやすく(図5)，

女性では陰唇，腟前庭など性器，その周辺の大陰唇や会陰に生じやすい．また，同じ HSV-2 による再発病変として臀部に生じる例も稀でない．口唇ヘルペスと同じで，乾いた皮膚(会陰や臀部)に生じる場合には水疱を形成するが，陰茎，小陰唇周囲ではびらんだけがみられる場合が多い．

　つまり，再発性の単純ヘルペスは乾いた皮膚にできる疾患であり，粘膜でははっきりとした病変はつくらない．HSV には効果の高い抗ウイルス薬があるが，診断が異なれば効果はないので，臨床的な診断は重要である．

2．単純ヘルペスの初感染

　単純ヘルペスの初感染が顕症になる場合，やや重篤な症状がみられやすい．乳児期に HSV に感

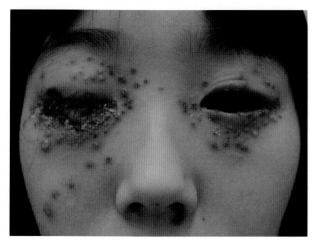

図 6．HSV の初感染
眼囲を中心に播種状に単調な水疱と痂皮がみられる．

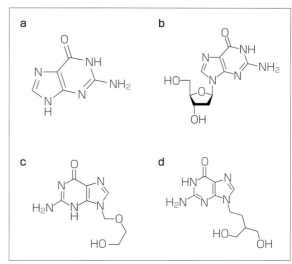

図 7．核酸と核酸類似体の構造式
a：グアニン基
b：デオキシグアノシン
c：アシクロビル．b と比較してデオキシリボースが
　ない．
d：ペンシクロビル．b と比較してデオキシリボース
　がない．

染すると歯肉口内炎(gingivastomatitis)という疾
患を生じることがある．乳幼児の歯肉口内炎は特
に歯肉を広範囲に冒し，びらんをつくる．口囲や
他の部分の皮膚に病変をつくる場合も多い．症状
は発熱に始まることが多く，歯肉のびらんの痛み
で摂食不良となり，リンパ節腫脹など全身症状を
伴いやや重篤な状態になる．成人での初感染もや
や重篤な像をとり，顔面や頸部の皮膚に播種状に
水疱，痂皮がみられたり，口腔粘膜にもびらんが
みられる場合がある(図 6)．

　性器ヘルペスの初感染はより重篤な場合が多
く，男性では亀頭，包皮，陰茎のびらんや痂皮，
女性では小陰唇のびまん性のびらんが生じて，疼
痛が強い．疼痛や同時に起きる脊髄炎症状から一
過性の排尿困難になる場合もある(Elsberg's syn-
drome)．頭頸部の初感染の場合は同時に無症候
の口腔内からも HSV が検出され，初感染は様々
な部位で HSV が増殖していることがわかる．

　しかし，世の中の半数の HSV 抗体陽性者にそ
のような恐ろしい病歴があるわけではなく，多く
の初感染は無症候である．

抗ウイルス薬の作用機序

　αヘルペスウイルス亜科に属する HSV と VZV
は，極めて効果が高く安全な抗ウイルス薬が開発
されている．アシクロビル(ACV)はその選択的

で劇的な効果で治療に成果を上げ，開発者の Dr.
Gertrude Belle Elion 女史はノーベル賞を受賞す
るなど抗ウイルス薬の代名詞ともいえる象徴的な
薬剤といえるだろう．

　抗 HSV 薬の作用機序は，現在はウイルスのゲ
ノム複製を阻害する核酸類似体が中心である．
VZV に効果があり，帯状疱疹に対して保険適用
されているアメナメビルは単純ヘルペスにも高い
効果を示すが，現在まだ治験段階にある．

　核酸類似体は DNA 合成の素材であるグアニン
などのヌクレオチドの類似物である．これは一見
グアノシン 3 リン酸(GTP)のような核酸を DNA
複製中の細胞に入れると，GTP のようで GTP で
ないこの化合物は，GTP の代わりに DNA にはま
り込むものの，正しいデオキシリボースがないた
めに次の塩基を繋げない．DNA の複製は止まる
こととなる．

　この代表が ACV で，これは環(circle)のない
(a-は無の接頭辞)グアノシン acycloguanocine で
ある．図 7 のように，次の塩基をつなげる OH 基
がないため DNA ポリメラーゼにこの ACV3 リン
酸がはまり込むと，ここで DNA 伸長反応は停止

してしまう．HSV, VZV ともに DNA を複製する酵素はウイルス独自のものを利用しており，この酵素に ACV3 リン酸は効率よく取り込まれる．ペンシクロビル（PCV）も全く同様の機序で PCV3 リン酸として活性型になり，抗ヘルペスウイルス薬として HSV, VZV に作用する（図7）．

ACV と PCV はいずれも活性型になるリン酸化反応が HSV の酵素で行われる点である．つまり，ウイルスがいなければ活性型にはならず DNA 合成を阻害することがないという点である．ウイルス感染細胞の中でのみ活性型に変化するので，感染していない細胞では生化学反応は生じず，したがって選択性が高く，高濃度で投与が可能となる．未変化体は速やかに尿中に排泄される．

ACV, PCV ともに本来注射薬として開発された．ACV はその後，経口薬としても発売されたが，経口吸収が悪いため，高濃度を必要とする VZV の治療では頻回の内服が必要であった．その後，両者は経口吸収率を改善したプロドラッグが開発された．ACV はバラシクロビルとして，PCV はファムシクロビルとして発売され，いずれも現在の経口抗ヘルペスウイルス薬の主座を占めている．

抗ウイルス薬による単純ヘルペスの治療

1．何のために単純ヘルペスを治療するか

上述したように単純ヘルペスの大部分は再発性のヘルペスであり，基本的に軽症で自然治癒する．しかし，一部の初感染は重症になる．カポジ水痘様発疹症は重症で，著しい疾病負担がある．抗ヘルペスウイルス薬は高い抗ウイルス効果を示すが，ウイルスの合成阻害薬であり潜伏している HSV-DNA を排除できるものではない．これらの病原体，疾病と薬剤の性質から，治療の意義を考える必要がある．

再発性口唇・性器ヘルペスは自然治癒するが，治癒までの期間の短縮が治療の目的となる．したがって，既に治りかけているものに対して治療する意義は低い．また性器ヘルペスは，再発を抑制する治療により発症が抑制され，無症候性ウイルス排出からくるパートナーへの感染の確率を下げることも目標の1つとなる．

初感染や重症のカポジ水痘様発疹症，免疫不全がある場合などは，軽症化，治癒期間の短縮などが重要な目標となる．

2．原則は早期治療

現在までに行われたすべての単純ヘルペスの治験は症状出現後72時間以内の症例に限定されている．したがって本来，科学的な証拠のある治療は発症後3日以内となる．しかし，ACV，バラシクロビル，FCV の3剤ともに添付文書には3日ではなく，「原則として皮疹出現後5日以内に投与を開始すること」という記載がある．この根拠は不明だが，発症後5日は臨床の現場でも現実的な目安といえるだろう．

3．より早い対応—patient-initiated therapy—

多くの単純ヘルペス患者は，症状が出てから受診する．そのときには既に細胞内ではウイルス合成が進行している．しかし，一部の口唇ヘルペス・性器ヘルペスの患者では，皮膚に症状が出る前からピリピリとした神経痛様の前駆症状から発症を予測できる患者がいる．そのような患者に対して，2019年に新たに患者開始治療（patient-initiated therapy；PIT）が認可された．これはファムビル®のみで認められている．先に薬剤を処方しておいて，自覚症状があったら，患者が自分で内服を開始する．ファムビル®を1回1,000 mg（4錠）を2回内服で終了するので，12時間で治療は終了する．早期治療が可能，コンプライアンスが向上，また，総投与量が8錠（従来治療は3錠×5日の15錠）であり，患者への恩恵は大きい．ただし，自覚症状がある患者に限定されること，後発薬では認められていないので変更不可の処方箋で出すことに注意が必要である．

4．性器ヘルペスの再発抑制療法

前述したように HSV は無症候でもときにウイルスを排出しており，これが感染機会となる．症

表 1. 単純ヘルペスの標準的な経口抗ウイルス薬治療の例

名　称	代表的な先発品名	規　格	1回量	1日投与回数	日　数
バラシクロビル塩酸塩	バルトレックス®	500 mg	1錠	2	5
バラシクロビル塩酸塩（再発抑制）		500 mg	1錠	1	長期
ファムシクロビル塩酸塩	ファムビル®	250 mg	1錠	3	5
ファムシクロビル塩酸塩（PIT）		250 mg	4錠	2	1
アシクロビル塩酸塩	ゾビラックス®	200 mg	1錠	5	5
アシクロビル塩酸塩（再発抑制）		200 mg	1錠	2	長期

PIT；patient-initiated therapy，患者開始治療．PIT は条件をよく確認すること．

状を出さないようにするには常に抗ウイルス薬を内服することが効果がある．この再発抑制療法は，性器ヘルペスに限定してバラシクロビルで認められている．バラシクロビル 500 mg 1 錠を毎日内服する．これによってパートナー感での感染機会，無症候のウイルス排泄ともに大幅に抑制できることが知られている．経験的に 1 錠の内服で再発する患者はほとんどおらず，確実投与などでもおおむね抑制効果がみられる．しかし，中止すると再発するので，あらためて，この治療の目標は対症的な発症の抑制であり，神経に潜伏している HSV を除去して完治するわけではないことを理解させておく必要がある．

経口抗ヘルペスウイルス薬による治療のまとめ

表 1 に単純ヘルペスの経口治療薬をまとめた．1 日内服量・服用回数とも薬剤によりすべて異なるので注意が必要である．HSV に対する最小発育阻止濃度は ACV，PCV ともに低いため，帯状疱疹と比較して少量で十分な効果が得られるので，副作用の心配は少ない．しかし，ACV，PCV ともに腎排泄性なので，腎機能の低下した患者では投与量，投与間隔の減量が明示されているので注意する．

重症の単純ヘルペスの治療

上記で述べたように，HSV の初感染は重症となる場合があり，皮膚粘膜に広く病変をきたし，発熱，リンパ節腫脹などの全身症状も呈する．カポジ水痘様発疹症は重症型の単純ヘルペスで，一般にはコントロールの悪いアトピー性皮膚炎患者，ダリエ病，ヘイリーヘイリー病，落葉状天疱瘡など角質に問題のある患者の皮膚に播種状に生じる．アトピー性皮膚炎患者の場合，初感染の例が多いが，再発でも重症型になり得る．

HIV 感染者で CD4 陽性リンパ球数が少ない者，骨髄移植患者などの免疫不全者，癌末期などの患者では HSV が重症化し，粘膜や広い部分の皮膚に出て難治の場合がある．

いずれも HSV による病変であり，ウイルスに対する最小発育阻止濃度は変わらないが，重症の場合は抗ウイルス薬の点滴治療が行われる場合がある．単純ヘルペスに保険適用されている注射薬は ACV のみで，かつ免疫機能の低下した者（悪性腫瘍・自己免疫疾患など）に発症した帯状疱疹となっていることに注意する．一般的な投与量は ACV 250 mg＋生食 100 mL，1 日 3 回 8 時間おきであるが，ACV は腎排泄性であり，腎機能に応じた用量の調節が必要であることに注意する（添付文書参照）．

おわりに

最後に，単純ヘルペス治療で最も重要なものは「知」である．患者の一部は不正確な診断でヘルペスではないのにヘルペスだと思っている．場合によっては無駄な治療などを行っている場合もある．正しく診断して，その誤解を解くのは患者を

幸せにする大事な治療である．また，特に性器ヘルペスでは多くの患者が自分が「不治の病」に罹っていると思い，後悔し，落ち込んでいる．HSV は人口の半数が持っている普遍的なウイルスで，性器ヘルペスには再発抑制療法もある．決して心配する必要はないことを説明し理解させる「やさしさ」も重要な治療薬の１つである．

文　献

1) 古江増隆ほか：本邦における皮膚科受診患者の多施設横断四季別全国調査．日皮会誌，**119**：1795-1809，2009．
2) Kawana R, Sato H, Sato N：Distribution of complement-requiring neutralizing antibody against herpes simplex virus in human population. *Jpn J Microbiol*, **16**：447-449, 1972.
3) 本田まりこ，新村眞人：小児のウイルスによる皮膚感染症．小児科，**43**：1925-1934，2002．
4) Doi Y, et al：Seroprevalence of herpes simplex virus 1 and 2 in a population-based cohort in Japan. *J Epidemiol*, **19**：56-62, 2009.
5) Miyachi M, Imafuku S：Incidence of serum antibody titers against herpes simplex virus in Japanese patients. *J Dermatol*, **44**：47-51, doi：10.1111/1346-8138.13506, 2017.

MB Derma, **297**：53-59，2020.

◆特集／ウイルス性疾患 最新の話題

単純ヘルペスと体内時計

川村龍吉*

Key words：体内時計(概日時計)(circadian clock)，概日性リズム(circadian rhythm)，時計遺伝子(clock gene)，単純ヘルペスウイルス(herpes simplex virus)，Nectin-1，アシクロビル(aciclovir)

Abstract 2017年に「時計遺伝子」の発見者らにノーベル医学生理学賞が贈られたが，近年，体内時計と様々な疾患の関係を明らかにする「時間医学」研究が飛躍的に進歩し，体内時計(時計遺伝子)が疾患の病態や症状に深く関与していることが明らかになりつつある．時計遺伝子は，中枢時計と呼ばれる視交叉上核のみならず，末梢細胞のほぼすべてに存在し(末梢時計)，個々の末梢時計は中枢時計によって同調される．これまでの研究により皮膚温度や皮表pHなどの皮膚の様々な生理機能が時計遺伝子によって制御されていることがわかっていたが，最近，皮膚の感染症や炎症，癌といった皮膚疾患の病態や症状も体内時計と密接に関連していることが明らかになってきた．本稿では，ヘルペス感染症と体内時計との関係をひも解きながら，皮膚疾患と体内時計との関係を明らかにする"Chrono-dermatology"(時間皮膚科学)についても概説する．

はじめに

我々皮膚科医が診察する機会の最も多い皮膚感染症は単純ヘルペスウイルス(HSV)による単純性疱疹である．HSVの初感染ではウイルスが表皮などから侵入し，局所知覚神経軸索を逆行して三叉神経節または腰仙髄神経節に到達後，宿主に潜伏感染する(約90%は不顕性感染)．また，HSV-2型(HSV-2)感染症は世界で最も患者数の多い性感染症(sexually transmitted disease；STD)としても知られているが，はたしてヒトは昼と夜のどちらのほうがHSVに感染しやすいのであろうか？

近年，生物の約24時間周期性の生理活動を司る概日性リズム(circadian rhythm)に関する研究が飛躍的に進歩し，2017年には「時計遺伝子(clock gene)」の発見者らにノーベル医学生理学賞が贈られた．この研究分野のノーベル賞受賞は体内時計に関する研究の進歩にさらに拍車をかけ，最近，体内時計がウイルス感染などの様々な疾患の病態や症状発現に深く関わっていることが明らかになってきた．

本稿では，体内時計とヘルペス感染症を中心とした様々な疾患との関係について概説したい．

体内時計

1．概日性リズム

地球の自転による周期的な昼夜の繰り返しに適応するように，地球上の生物は自身の体内に概日性リズムを刻む"体内時計"を進化させてきた．脳に存在する視交叉上核(SCN)という神経細胞の集まりは中枢時計とも呼ばれ，体内時計の中心的なペースメーカーとして働いている(図1)[1)2)]．また，網膜からの光はSCNの時計をリセットするが，SCNは自律神経を制御する自律神経中枢としても働くことが知られている．24時間周期を刻む概日性リズムはSCNにおけるClockなどの時計遺伝子の発現の増減の繰り返しによって作り出され，体温や血圧，睡眠・覚醒などの生体の様々な

* Tatsuyoshi KAWAMURA，〒409-3898 中央市下河東1110 山梨大学医学部皮膚科学講座，教授

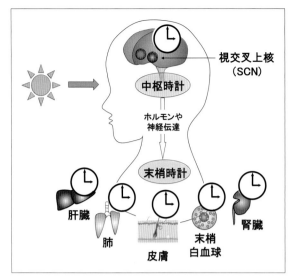

図 1. 概日時計システム（文献 1 より改変）
脳内の視交叉上核（SCN）は中枢時計として働き，
自律神経連絡網と副腎皮質ホルモンを中心とする
ホルモン連絡網により，時間情報を各臓器の末梢
時計に伝達する．

リズム性の生理機能がこの概日性リズムにより調
節を受ける[1)~6)]．一方，体内時計あるいは時計遺
伝子は，中枢のみならず，皮膚を含む臓器や組織
を構成する個々の末梢細胞ほぼすべてに存在し，
末梢時計と呼ばれる．中枢時計からこの末梢時計
への時間情報の伝達には，副腎皮質ホルモンを中
心とするホルモン連絡網や自律神経連絡網が重要
な役割を担っている（図 1）[1)2)]．

2．時計遺伝子

これまでに同定された時計遺伝子には, Clock,
Bmal1, Period（Per），Cryptochrome（Cry）などが
あり，図 2 に示す如く，これらの時計遺伝子群の
転写，翻訳のループが概日リズムの発振メカニズ
ムに重要な役割を果たしている．すなわち，細胞
内における転写因子 CLOCK と BMAL はヘテロ
ダイマーを形成して核内に移行し，*Per* と *Cry* 遺
伝子のプロモーター領域にある E-box 配列
（CACGTA）に結合する．この結合は *Per* と *Cry*
遺伝子の転写を活性化し，その後形成された
PER・CRY タンパク質複合体が CLOCK・BMAL
複合体の活性を抑制する（図 2）．このネガティブ
フィードバックループが約 24 時間周期で機能す
ることによって概日時計が形成されるわけである．

　最近の研究によって生体の様々な免疫学的機能
が時計遺伝子の制御を受けて概日リズムを示すこ
とが示されており，例えばサイトカインの産生や
リンパ球の増殖・組織への遊走あるいは抗原提示
細胞による抗原提示能などといった，様々なレベ
ルでの重要な免疫機能がそれぞれ時計遺伝子によ
り調節されていることが報告されている[7)]．

体内時計と疾患

　体内時計と「疾患」の関係を明らかにする研究分
野は「時間医学」と称され，時計遺伝子が同定され
て以降，この研究分野の進歩には目覚ましいもの
がある．時間医学のなかでも特にその進展が顕著

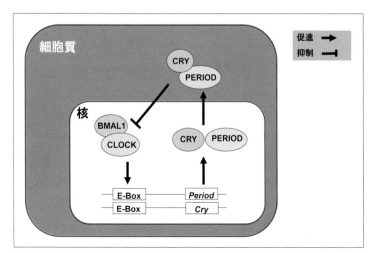

図 2.
概日時計の分子メカニズム
時計遺伝子群の転写，翻訳によるネガティブ
フィードバックループが約 24 時間周期で機能
することによって概日性リズムが作り出されて
いる．

な研究分野として"Chronoallergology"（時間アレルギー学：概日時計とアレルギーに関する研究）が挙げられる[1)~4)]．"Chronoallergology"を世界で初めて提唱し，本邦におけるこの分野のパイオニアである中尾らは，マスト細胞のFcεRⅠの発現が休息期（夜間）にピークに達することが，蕁麻疹や花粉症などのⅠ型アレルギー症状が夜間～明け方に起こりやすい原因であることを解明した[1)2)]．また，同グループは花粉症モデルマウスあるいはスギ花粉症患者サンプルを用いて，マスト細胞の時計遺伝子発現を薬理学的に制御することによりアレルギー反応をコントロールできることも明らかにした[8)9)]．

アレルギーのみならず，体内時計がその病態や症状発現に関わっていると考えられる疾患は多く，実際に精神疾患や生活習慣病，悪性腫瘍，循環器疾患，自己免疫性疾患といった数多くの疾患分野で体内時計との関連を探る"時計医学研究"が推し進められている．

体内時計と皮膚

前述の時計遺伝子は，もちろん皮膚を構成するすべての細胞にも存在し，ケラチノサイトや線維芽細胞など皮膚の一つ一つの細胞が自律的に時を刻んでいる．また，個々の皮膚細胞が持つ末梢時計は，中枢時計によってホルモン連絡網と自律神経連絡網を介して同調される．これまでの研究により，皮膚の様々な生理機能，すなわち皮膚温度，皮表pH，毛細血管血流，皮脂分泌，皮膚のバリア透過性，trans epidermal water loss（TEWL），加えてケラチノサイトの細胞増殖や細胞周期，創傷治癒，瘙痒，易刺激性などが体内時計によって制御されていることが既にわかっている（図3）[5)6)]．

それでは，体内時計は皮膚疾患の病態や症状にも関与しているのであろうか？

これまで疾患と体内時計との関連を調査する研究には種々の時計遺伝子を変異・欠失させたヒト培養細胞が主に用いられてきた．最近，*in vivo* でのその関連性を探るため，特定の時計遺伝子を変

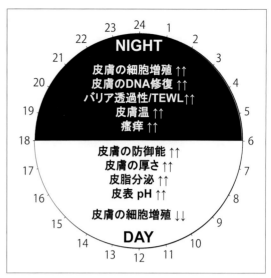

図3．皮膚の機能と概日性リズム
（文献5より改変）
皮膚の様々な機能が体内時計によって
制御されている．

異・欠失させたマウス（通称，時差ボケマウス）が開発され，様々なマウス疾患モデルへの応用が試みられている．当教室の安藤らは，マウスの乾癬発症モデル（イミキモド外用およびIL-23皮内注射モデル）を用いて，時計遺伝子変異・欠失マウスでは皮膚炎が増悪（あるいは減弱）することや，病態形成に中心的な役割を果たすγ/δ T細胞に発現されるIL-23レセプター（R）が"clock controlled gene"であることなどを報告した[10)]．この研究成果はLi[11)]らの「昼夜交替制の夜間勤務者では乾癬発症率が高い」という疫学調査と合致する．さらに，IL-23Rの塩基多型（SNPs）は乾癬のみならず炎症性腸疾患や多発性硬化症，ベーチェット病，SLEなどの発症リスクを上げることが知られており，IL-23Rが"clock controlled gene"であるという知見はこれらの疾患群の病態形成に体内時計が深く関与していることを示唆している．

近年，癌や感染症などの病態や症状も時計遺伝子の関与によって時間依存的に調節・制御されていることが明らかになってきているが，これは様々な皮膚癌や種々の皮膚感染症においても同様である[5)6)]．実際に，紫外線によるDNAダメージや発癌は朝のほうが夜よりリスクが高いこと，あるいはメラノーマ細胞の核内の時計遺伝子・蛋白

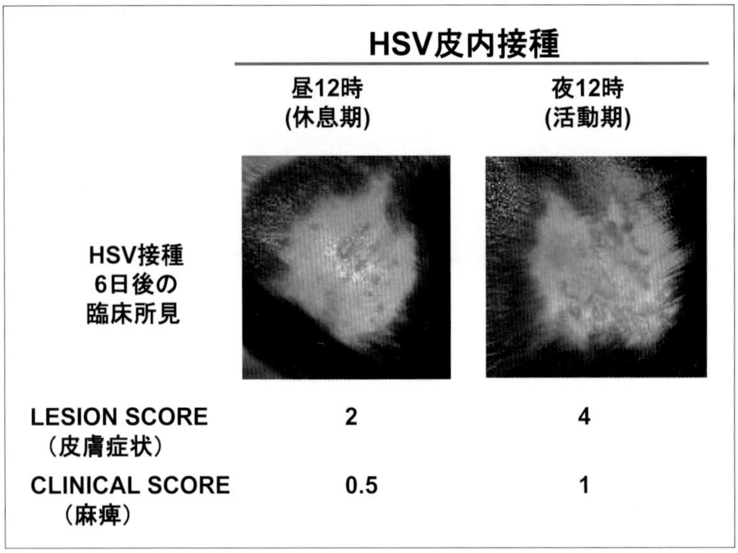

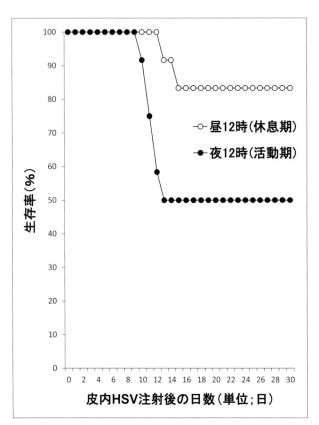

図 4.
マウス HSV-2 経皮感染モデルにおける
体内時計の影響 ①
野生型マウスの背部皮膚に昼12時(休息
期)または夜12時(活動期)にHSV-2を
皮内注射し、6日後の臨床症状を観察し
た(LESION SCORE：皮膚症状，CLIN-
ICAL SCORE：下肢の麻痺).

図 5. マウス HSV-2 経皮感染モデルにおける
　　体内時計の影響 ②
野生型マウスの背部皮膚に昼12時(休息期)ま
たは夜12時(活動期)にHSV-2を皮内注射し，
経時的に生存率を検討した.

密接に関連していることが続々と報告されてお
り，まさに時間皮膚科学："Chronodermatology"
の幕開けの様相を呈している.

体内時計と HSV 感染

　筆者らは最近，「朝あるいは夜に HSV をマウス
に皮内接種すると，両群の皮膚臨床症状や脳炎に
よる死亡率に大きな差違が生じる」という知見を
得た.

1. HSV の易感染性(susceptibility)

　HSV の易感染性が宿主の体内時計によって制
御されるかについて検討するため，昼夜12時間の
環境で飼育した野生型マウスを用いて感染実験を
行った[13)14)]. この際，LD(Light/Dark)条件での時
刻は ZT(Zeitgeber Time)で表記し(L：D＝12h：
12h)，Light 期の始まりを ZT＝0とした. まず，
野生型マウスの背部皮膚に昼12時(ZT6：休息
期：ヒトの夜に相当)または夜12時(ZT18：活動
期：ヒトの昼に相当)に HSV-2 を皮内注射して，
その後の臨床症状の経過を観察した. 驚くべきこ
とに，昼12時(ZT6：休息期)に感染したマウスに
比べて，夜12時(ZT18：活動期)に感染したマウ
スでは感染局所皮膚の臨床症状が有意に重症化し
た(図4). さらに，夜12時(ZT18：活動期)に感
染したマウスでは HSV 脳炎による死亡率も有意
に高いことがわかった(図5). そこで，皮内 HSV

の発現量が30〜60%減少していることなどが報
告されている[12)]. このように皮膚の炎症，アレル
ギー，癌，感染症などの様々な病態が体内時計と

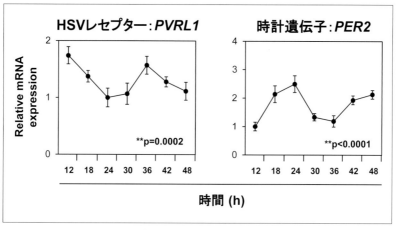

図 6. ケラチノサイト（ヒト）の HSV レセプター発現の概日性リズム
ケラチノサイトの HSV 易感染性を規定する HSV レセプター：Nectin-1 の
概日リズムをヒト培養ケラチノサイトで検討した．時計遺伝子 PER2 と同
様に，Nectin-1 遺伝子（PVRL1）の発現も概日性リズムを刻む．

注射後の 2 日目および 3 日目の HSV 感染部皮内のウイルス量を測定したところ，夜 12 時に感染したマウスでは皮内 HSV 量が有意に多いことが確認された．

HSV の感染レセプターとしてはエンベロープ蛋白 gD レセプターの HVEM, Nectin-1 あるいは gB レセプターの PILR, MAG, NMHC-Ⅱ などが知られているが，我々は予備実験において表皮ケラチノサイトの HSV 感染には gD レセプター：Nectin-1 が最も重要な感染レセプターであるという知見を得た．そこで次に，前述の HSV 感染病変部皮膚における HSV 感染レセプター：Nectin-1 の発現量を経時的に調べたところ，その発現に概日リズムが観察され，Nectin-1 蛋白の発現は夜 12 時（ZT18：活動期）に最も高くなることがわかった．また，ヒト培養ケラチノサイト（NHEK）を用いた実験でも Nectin-1 遺伝子の発現に概日性リズムがあることが確認された（図 6）．これらの実験結果から，マウスの活動期（夜：ヒトの昼）に HSV への易感染性がピークとなるのは，HSV 感染レセプター：Nectin-1 の発現量が高くなることに起因すると考えられた[13)14)]．

さらに，ヒト培養ケラチノサイトを用いた in vitro の HSV 感染実験でもマウス同様，HSV の感染率に概日性リズムがあることが確認され，ChIP assay によって CLOCK 遺伝子が Nectin-1 遺伝子：Pvrl1 のプロモーター領域に結合することも明らかになった[13)14)]．そこで，マウス皮膚に休息期または活動期に HSV を皮内注射する 30 分前にアシクロビル（ACV）を腹腔内に投与して，HSV 感染阻止（90％以上生存）に必要な ACV 投与量を調べたところ，活動期は休息期の約 4 倍量のアシクロビルが必要なことも明らかになった（図 7）．これらの結果から，HSV の感染症状やその重篤化は宿主が感染する時刻によって大きな影響を受けること，さらにケラチノサイトの主な HSV 感染レセプターである Nectin-1 発現量の概日性リズムが宿主の易感染性の日内変動を規定していることが示唆された（図 8）．

おわりに

HSV の初感染あるいは再感染は活動期，すなわち昼に最も感染リスクが高くなることが想定されるが，はたしてウイルスの DNA 複製には概日性リズムが存在するのであろうか？ Edgar らは最近，HSV の DNA 複製は時計遺伝子 Bmal1 とリンクしていることや，休息期では活動期の約 10 倍多く複製が行われていることを報告した（図 8）[15)]．このことから HSV の DNA 複製は夕方から夜にかけてピークを迎えると考えられる．しかし，これまで述べた体内時計と HSV の易感染性および DNA 複製に関する研究成果はマウスあるいはヒ

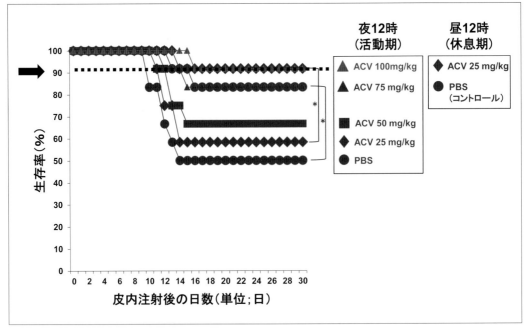

図7. HSV 感染阻止（90％生存）に必要な ACV 投与量：夜は昼の4倍！
昼12時（休息期）または夜12時（活動期）に HSV を皮内注射する30分前にアシクロビル（ACV）を
腹腔内に投与して，HSV 感染阻止（➡：90％生存率）に必要な ACV 投与量を検討した.

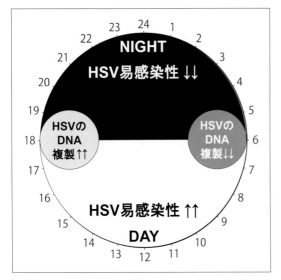

図8. HSV の易感染性とウイルス複製の概日性
リズム
ヒトにおいて，細胞間あるいは個体間の HSV の
易感染性（susceptibility）のピークは昼12時ごろ
であり，HSV の DNA 複製のピークは夕方18時
ごろであることが示唆されている.

ト培養細胞を用いたものであり，これらの知見・
概念を実際のヒト in vivo にすべて適応できるか
についてはさらなる臨床研究の蓄積が必要であ
る．今後，より詳細な研究により，体内時計とヘ

ルペス感染症の関係がさらに解明されていくこと
が期待される.

文　献

1) 中村勇規：アレルギー疾患の概日リズム分子機構
　と新しい予防・治療法. 医薬ジャーナル, **54**：
　1445-1451, 2018.
2) 中尾篤人：アレルギーの時間医学. *Med Sci
　Digest*, **44**：16-19, 2018.
3) Nakao A：Clockwork allergy：How the circadian
　clock underpins allergic reactions. *J Allergy Clin
　Immunol*, **142**：1021-1031, 2018.
4) Nakao A, et al：The circadian clock functions as
　a potent regulator of allergic reaction. *Allergy*,
　70：467-473, 2015.
5) Matsui MS, et al：Biological Rhythms in the Skin.
　Int J Mol Sci, **17**：E801, 2016.
6) Geyfman M, Andersen B：How the skin can tell
　time. *J Invest Dermatol*, **129**：1063-1066, 2009.
7) Curtis AM, et al：Circadian clock proteins and
　immunity. *Immunity*, **40**：178-186, 2014.
8) Nakamura Y, et al：Inhibition of IgE-mediated
　allergic reactions by pharmacologically targeting
　the circadian clock. *J Allergy Clin Immunol*,

137 : 1226-1235, 2016.

9) Nakamura Y, et al : Circadian regulation of allergic reactions by the mast cell clock in mice. *J Allergy Clin Immunol*, **133** : 568-575, 2014.

10) Ando N, et al : Circadian Gene Clock Regulates Psoriasis-Like Skin Inflammation in Mice. *J Invest Dermatol*, **135** : 3001-3008, 2015.

11) Li WQ, et al : Rotating night-shift work and risk of psoriasis in US women. *J Invest Dermatol*, **133** : 565-567, 2013.

12) Gaddameedhi S, et al : The circadian clock controls sunburn apoptosis and erythema in mouse skin. *J Invest Dermatol*, **135** : 1119-1127, 2015.

13) Matsuzawa T, et al : Differential Day-Night Outcome to HSV-2 Cutaneous Infection. *J Invest Dermatol*, **138** : 233-236, 2018.

14) Bayliss RJ, et al : The Ticking CLOCK of HSV-2 Pathology. *J Invest Dermatol*, **138** : 17-19, 2018.

15) Edgar RS, et al : Cell autonomous regulation of herpes and influenza virus infection by the circadian clock. *Proc Natl Aacd Sci USA*, **113** : 10085-10090, 2016.

MB Derma, 297：60-66, 2020.

◆特集／ウイルス性疾患 最新の話題
DIHS の病態におけるヘルペスウイルスの役割

藤山幹子*

Key words：薬剤性過敏症症候群(drug-induced hypersensitivity syndrome), HHV-6, サイトメガロウイルス(cytomegalovirus), T リンパ球活性化(T cell activation), 免疫抑制(immunosuppression)

Abstract 薬剤性過敏症症候群(DIHS)の典型例では, 発熱, 発疹, 臓器障害などの症状に引き続いて, ヒトヘルペスウイルス 6(HHV-6), EB ウイルス, サイトメガロウイルスの再活性化を認める. HHV-6, サイトメガロウイルスは, 症状の再燃や新たな病態の発症に関与する. HHV-6 の再活性化には, 薬剤アレルギーに基づく T リンパ球活性化が関与し, サイトメガロウイルスの再活性化には免疫抑制の影響が大きい. DIHS の病態において, 薬剤アレルギーとウイルスの再活性化は複雑に絡み合っている.

DIHS の臨床経過

薬剤性過敏症症候群(drug-induced hypersensitivity syndrome；DIHS)が 1 つの独立した薬疹型として比較的速やかに広く認識されるようになった理由として, ヒトヘルペスウイルスの再活性化を伴うという特異な病態を有することが挙げられる. DIHS では, 薬剤アレルギーに基づく病態に続いて, ヒトヘルペスウイルス 6(HHV-6)が再活性化する. さらに EB ウイルス, サイトメガロウイルスと, 次々と再活性化することも稀ではない(図 1).

DIHS は数種の限られた薬剤が原因となり, 薬剤を 2 週間以上の長期使用した後に, 発熱と皮疹を生じる[1]. 播種状紅斑丘疹や多形紅斑型で始まる皮疹は拡大融合し, やがて紫斑を伴って紫色調を呈する. 紅皮症となることもある. 顔面にも紅斑と浮腫を生じることが特徴で, 浮腫のために目の周りの赤みが抜け, 鼻孔, 口囲, 下顎に丘疹, 膿疱, 痂皮を認める. これら顔面の所見は DIHS

を疑うべき所見であり, HHV-6 の再活性化に先行する[1][2].

DIHS では, ほとんどの症例で肝障害を認める. 薬疹で肝障害を合併することは稀ではないが, DIHS ではさらに複数の臓器障害を伴う. リンパ節腫脹, 血液障害として白血球増多, 異型リンパ球の出現などであり, これらは DIHS の診断基準の主要項目となっている. 一見, 伝染性単核球症様であるが, DIHS では好酸球増多を併せ持つことが多い. 海外では, DIHS より drug reaction with eosinophilia and systemic symptoms (DRESS)の病名が診断に用いられることが多く, この病名自体に好酸球増多が入っている[3]. 典型的な DIHS では, 急性期の症状は 2〜3 週の経過でいったん収束する傾向を示し, その後, 発熱, 皮疹, 肝障害などが再燃し, ときには新たな病態を生じることがある. この後半の病態に, HHV-6 とサイトメガロウイルスが関与する.

HHV-6 と DIHS

1. 病態への関与

HHV-6 には HHV-6A と HHV-6B があり, 病原性が判明しているのは HHV-6B である. 以下に

* Mikiko TOHYAMA, 〒791-0245 松山市南梅本町甲 160 独立行政法人国立病院機構四国がんセンター, 併存疾患センター長

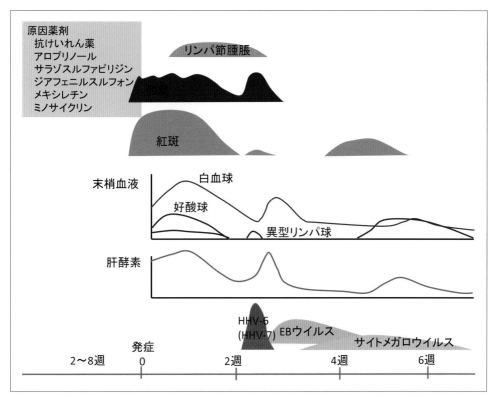

図 1. DIHS の病態とヒトヘルペスウイルスの再活性化

表 1. HHV-6 の初感染，再活性化でみられる臨床症状，病態

HHV-6	初感染*	再活性化	
		骨髄移植後*	DIHS
臨床症状や病態	突発性発疹	発熱	発熱
	発熱	発疹	肝障害
	発疹(解熱後)	GVHD の増悪	発疹
	下痢	間質性肺炎	腎障害
	咳嗽	骨髄抑制	脳炎，脳症
	永山斑(粘膜疹)	血小板生着不全	劇症 1 型糖尿病
	リンパ節腫脹	脳炎，脳症	血球貪食症候群
	眼瞼浮腫	腸炎	
	合併症	肝炎	など
	熱性痙攣	溶血性尿毒症症候群	
	脳炎，脳症	など	
	肝炎(劇症肝炎)		
	血小板減少性紫斑病		
	血球貪食症候群		
	など		

*：文献 6～8 より引用

記載する HHV-6 は，主に HHV-6B を指している．HHV-6 は，1，2 歳のころ感染し，突発性発疹を引き起こす[5]．初感染後，ウイルスは潜伏感染し，DIHS 以外にも臓器移植後や AIDS で HHV-6 の再活性化を認めることがある．

HHV-6 の初感染，再活性化でみられる臨床症状・病態を表 1 に示す[6)~8)]．以前我々は，DIHS の発症後 2，3 週目に HHV-6 DNA が血清中に確認された 18 例全例において，同時期に発熱や肝障害の再燃がみられることを明らかにした[4]．発熱や

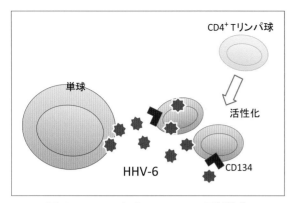

図 2. DIHS における HHV-6 の再活性化

肝障害は，突発性発疹でもみられる所見であり，HHV-6 により生じる症状と考えて矛盾しない．また，HHV-6 は中枢神経に親和性を有する．初感染時の熱性痙攣への関与はよく知られており，脳炎脳症も年間 70〜100 例ほどに認められると報告されている[6]．骨髄移植後において，HHV-6 は移植後急性辺縁系脳炎の主要な原因で，髄液中に検出されるウイルス DNA 量は突発性発疹の脳炎に比べて多い[6]．DIHS においても，HHV-6 による中枢神経障害を生じた症例が報告されており，辺縁系脳炎の報告もあるが，稀である[9]．DIHS では，HHV-6 に対して速やかに十分な免疫反応が誘導され，数日で HHV-6 の再活性化は収束するため，移植後ほどはウイルスが増殖しないのかもしれない．

劇症 1 型糖尿病は，日本で発見されウイルス感染症との関連性が示唆されてきた疾患であるが，DIHS の経過中に発症することがある．DIHS 経過中の発症時期は様々であり，HHV-6 の再活性化に一致して発症した症例もある[10]．2007〜2009 年に行われた DIHS と劇症 1 型糖尿病に関するアンケート調査では，DIHS の 0.54％に劇症 1 型糖尿病の発症を認め，日本人一般における発症率より高いという結果が示された[10]．

さらに，DIHS の腎障害に HHV-6 が関与しているという報告がある[11)12]．いずれも尿細管上皮細胞に HHV-6 の感染が認められている．また，HHV-6 による血球貪食症候群を発症した症例の報告もある[13]．

2．HHV-6 の再活性化の場としての皮膚

HHV-6 は単球に潜伏感染すると考えられている．単球からウイルス粒子が産生されると再活性化である．HHV-6 は健常人においても唾液に検出されることがあり，慢性疲労症候群では唾液中に HHV-6 が増加している．これも HHV-6 の再活性化である．一方，一般に DIHS でいう HHV-6 の再活性化は，ウイルスが血球細胞に感染して増殖しウイルス血症となったか，それに近い状態まで増殖した状態を指している．

再活性化した HHV-6 は，CD4 T リンパ球に感染して増殖する．近年，CD134 が HHV-6 のレセプターとなることが明らかになった[14]．もともと HHV-6 は活性化リンパ球のみに感染し増殖することが示されてきたが[15]，CD134 は活性化した CD4 陽性 T リンパ球に発現する．DIHS の急性期では，CD4 T リンパ球に CD134 が発現していることを浅田らのグループが明らかにしており，薬剤アレルギーのため活性化した T 細胞に，HHV-6 が感染して増殖すると推測される[16)17]（図 2）．

その HHV-6 のリンパ球への感染を生じる場として，橋爪らは皮膚を想定している[18]．DIHS 病変皮膚の表皮角化細胞から分泌された HMGB1 により，HHV-6 が潜伏感染している CD16 陽性の単球前駆細胞が真皮に遊走し，再活性化した HHV-6 が皮膚に浸潤する活性化 T リンパ球に感染する．GVHD で HHV-6 の再活性化が確認されるときには皮膚症状を伴っていること[19]，麻疹やデング出血熱のように DIHS に似た皮疹を認める疾患で HHV-6 の再活性化が検出される例があることなどは，HHV-6 の再活性化における皮疹の存在の重要性を示唆する[20]．皮膚症状を欠く，あるいは紅斑の乏しい DIHS でも HHV-6 の再活性化を認めたという報告もあるが稀である．

病理組織学的に DIHS の皮疹に特異的といえる所見はない[21]．表皮内の海綿状浮腫が目立つ症例があれば，interface dermatitis の所見を主とする症例がある．しかし，通常の薬疹と比べると，海綿状浮腫はより強い傾向があり，真皮内の炎症細

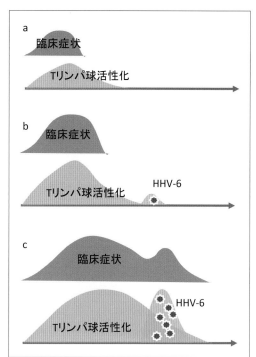

図 3.
HHV-6 の増殖と T リンパ球の活性化
通常の薬疹の場合(a)と比較し, 典型 DIHS では T リンパ球活性化が強くみられる(c). その中間型も存在する(b). T リンパ球の活性化の強さにより, 再活性化する HHV-6 の量が変わる. また, 本来なら(c)の経過をたどるはずであった症例において, 治療により T リンパ球の活性化状態が(a)や(b)まで抑制されると, HHV-6 の再活性化量は変わる可能性がある.

胞浸潤数も多く, さらに深層まで認められる. 血管炎はないが, 赤血球の血管外漏出もしばしばみられる. 単純にいえば, DIHS の皮疹は通常の薬疹より炎症が強い. こうして最大の臓器である皮膚が HHV-6 の感染増殖の場となり, ウイルス血症をきたすのかもしれない.

また浅田らは, 皮膚の病勢の進展とともに血清中の TARC が高値になり, TARC の上昇が HHV-6 の再活性化の指標となることを示している[22)23)]. TARC の産生細胞として皮膚の樹状細胞が示唆されており, これが DIHS 特異的な事象であるのなら, HHV-6 の再活性化においても何らかの役割を果たしている可能性もある.

3. HHV-6 のウイルス量に影響を与える因子

DIHS における HHV-6 の再活性化は, 一般的には抗 HHV-6 IgG 抗体価の 4 倍以上の上昇で確認する. 抗 HHV-6 IgG 抗体価は, FA 法で血清の希釈系列を用いて測定する. 典型例では抗体価が最終的に 5,120 倍や 10,240 倍に上昇するが, 一方で, 抗体価の上昇がせいぜい 80 倍や 160 倍への上昇にとどまるような症例がある. 抗体価の上昇の程度が軽度の症例では, 適切な時期に検査を行っても血液中にウイルス DNA が検出されないこと

が多く, 臨床症状の再燃も認めない. このように, ウイルスの再活性化量が少ない DIHS の症例がある. さらに, HHV-6 の再活性化(抗体価の上昇)を証明できない DIHS もあり, DIHS の診断基準では atypical DIHS となる[1)]. HHV-6 の再活性化に, なぜこのような幅を生じるのであろうか.

HHV-6 の感染増殖には, 先に述べたように, T リンパ球が活性化状態にあることが必要である. したがって T リンパ球の活性化状態の差が HHV-6 のウイルス量に影響する可能性がある. 薬剤アレルギーによる T リンパ球の活性化が軽度であれば, 臨床症状は DIHS とならず, また, HHV-6 にとっての増殖の場が提供されないこととなる(図 3-a). このような症例は DIHS の診断にはならない. DIHS の典型例では, 強い T リンパ球の活性化により HHV-6 の増殖は容易となる(図 3-c). そして, その移行領域が存在する(図 3-b). T リンパ球の活性化の程度には個体差があり, さらにステロイド薬の投与という治療介入があればその影響も受けると考えられる. もし, 治療により T リンパ球の活性化が十分に抑制されれば, 結果的に HHV-6 の再活性化を生じなくなる. 早期にステロイド投与を行った DIHS では HHV-6 の

再活性化を認めないという報告があり[24]，我々の検討でもこの仮説を支持する結果を得た[25]．

サイトメガロウイルスと DIHS

1．病態への関与

サイトメガロウイルスは種々の細胞，組織に感染するため，様々な臨床症状を引き起こす．DIHSにおいて，サイトメガロウイルスの再活性化は発症後1か月頃に生じやすく，病態との因果関係が明らかとなっているのは腸炎，皮膚潰瘍である．サイトメガロウイルスの腸管の感染症では，消化管粘膜に皮膚潰瘍と同様の打ち抜き潰瘍がみられることがあり，病理組織において血管内皮細胞に封入体が認められる[26]．特に腸炎は重篤になりやすく，DIHSの予後を左右するといわれている．また，DIHSの後半でみられることのある肝炎，肺炎，心筋炎，また劇症1型糖尿病においても，サイトメガロウイルスの関与を疑う必要がある．

2．サイトメガロウイルスと日和見感染

サイトメガロウイルスは日和見感染の病原体として知られており，免疫抑制状態で増殖して感染症を引き起こす．ステロイドの使用は，サイトメガロウイルス感染症の危険因子となる[27)~29)]．DIHSでは，治療にステロイドを用いなかった場合にも，少量のサイトメガロウイルスの再活性化が確認されることがある[25)30)]．DIHSは基本的に感染症に至るほどではないにしろ，サイトメガロウイルスが増殖しやすい免疫環境があるのかもしれない．ステロイド薬の使用は，さらにそのリスクを上げると考えられる[25]．

DIHS の発症とウイルス

以上，DIHSの病態に関与することが明らかとなったウイルスについて述べてきたが，最初に述べたように，DIHSの急性期の症状が伝染性単核球症様であるため，当初は発症時にこれらウイルスが関与すると受け取られやすかった．Picardらは，DRESSの急性期にはEBウイルスに特異的に反応するCD8 Tリンパ球が検出され，EBウイル

スがDIHSの病態に関与すると報告した[31]．しかし，EBウイルスもしばしばDIHSの経過中に増加するウイルスであるため，病態のきっかけであるのか，再活性化した結果であるのか判然としない．

しかしながら，伝染性単核球症様症状が，初感染で増殖したウイルスを過剰に排除しようとする免疫反応であるのと異なり，DIHSでは，潜伏しているウイルスのわずかな再活性化に対して過剰な免疫反応を生じていると考えるならば，症状が出現したときには既にウイルスは減量し検出不可能となっていてもおかしくはない．この点を明らかにするには，厳密にDIHSを発症した時点，あるいはその直前においての検討が必要となる．今後も引き続き検討が必要と思われる．

遷延する DIHS とウイルス

DIHSの一部は，遷延した経過をたどる．ステロイドの減量により皮膚症状が再燃を繰り返す状態が数年にわたって続くことがある．肝障害や腎障害が続く症例もある．ステロイドの減量が難しく，結果，免疫抑制と易感染性を伴い，敗血症や重篤な感染症により死亡に至ることもある．なぜこのような遷延した経過をたどる症例があるのか，今のところ説明できていない．

遷延する症例では，サイトメガロウイルスの抗原血症が繰り返し陽性になる症例がある．また最近，長期にわたってHHV-6が血液中から消失しない症例があることが示されている[17]．これらウイルスが遷延の原因となっているのか，それとも遷延するような免疫反応になった結果としてウイルスの持続的な検出されるようになるのか，今後の解析が待たれる．

文　献

1) 橋本公二：Stevens-Johnson 症候群, toxic epidermal necrolysis（TEN）と hypersensitivity syndrome の診断基準および治療指針の研究, 厚生科

学特別研究事業　平成17年度総括研究報告, 2005.

2）岡崎秀規，藤山幹子，村上信司ほか：薬剤性過敏症症候群（DIHS）の特徴的な顔面の所見と HHV-6 の再活性化との時間的関係．日皮会誌，**119**：2187-2193，2009.

3）Kardaun SH, Sekula P, Valeyrie-Allanore L, et al：Drug reaction with eosinophilia and systemic symptoms（DRESS）：An original multisystem adverse drug reaction. Results from the prospective RegiSCAR study. *Br J Dermatol*, **169**：1071-1080, 2013.

4）Tohyama M, Hashimoto K, Yasukawa M, et al：Association of human herpesvirus 6 reactivation with the flaring and severity of drug-induced hypersensitivity syndrome. *Br J Dermatol*, **157**：934-940, 2007.

5）Yamanishi K, Okuno T, Shiraki K, et al：Identification of human herpesvirus-6 as a causal agent for exanthem subitem. *Lancet*, **335**：862-863, 1990.

6）河村吉紀，吉川哲史：HHV-6 感染症，HHV-7 感染症．小児科診療，**81**（増）：200-202，2018.

7）多屋馨子，岡田伸太郎：骨髄移植後の HHV-6，7 の動態と臨床症状．日本臨牀，**56**：208-212, 1998.

8）須賀定雄，鈴木恭子，井平　勝ほか：HHV-6，7 感染臨床像．日本臨牀，**56**：203-207，1998.

9）Fujino Y, Nakajima M, Inoue H, et al：Human herpesvirus 6 encephalitis associated with hypersensitivity syndrome. *Ann Neurol*, **51**：771-774, 2002.

10）Onuma H, Tohyama M, Imagawa A, et al：High frequency of HLA B62 in fulminant Type 1 diabetes with the drug-induced hypersensitivity syndrome. *J Clin Endocrinol Metab*, **97**：E2271-E2281, 2012.

11）Hagiya H, Iwamuro M, Tanaka T, et al：Reactivation of Human Herpes Virus-6 in the Renal Tissue of a Patient with Drug-induced Hypersensitivity Syndrome/Drug Rash with Eosinophilia and Systemic Symptoms（DIHS/DRESS）. *Intern Med*, **55**：1769-1774, 2016.

12）Miyashita K, Shobatake C, Miyagawa F, et al：Involvement of Human Herpesvirus 6 Infection in Renal Dysfunction Associated with DIHS/DRESS. *Acta Derm Venereol*, **96**：114-115, 2016.

13）Descamps V, Bouscarat F, Laglenne S, et al：Human herpesvirus 6 infection associated with anticonvulsant hypersensitivity syndrome and reactive haemophagocytic syndrome. *Br J Dermatol*, **13**：605-608, 1997.

14）Tang H, Serada S, Kawabata A, et al：CD134 is a cellular receptor specific for human herpesvirus-6B entry. *PNAS*, **110**：9096-9099, 2013.

15）Frenkel N, Schirmer EC, Katsafanas G, et al：T-cell activation is required for efficient replication of human herpesvirus 6. *J Virol*, **64**：4598-4602, 1990.

16）Miyagawa F, Nakamura Y, Miyashita K, et al：Preferential expression of CD134, an HHV-6 cellular receptor, on CD4 T cells in drug-induced hypersensitivity syndrome（DIHS）/drug reaction with eosinophilia and systemic symptoms（DRESS）. *J Dermatol Sci*, **283**：151-154, 2016.

17）Miyagawa F, Nakamura Y, Ommori R, et al：Predominant Contribution of CD4 T Cells to Human Herpesvirus 6（HHV-6）Load in the Peripheral Blood of Patients with Drug-induced Hypersensitivity Syndrome and Persistent HHV-6 Infection. *Acta Derm Venereol*, **98**：146-148, 2018.

18）Hashizume H, Fujiyama T, Kanebayashi J, et al：Skin recruitment of monomyeloid precursors involves human herpesvirus-6 reactivation in drug allergy. *Allergy*, **68**：681-689, 2013.

19）Kitamura K, Asada H, Iida H, et al：Relationship among human herpesvirus 6 reactivation, serum interleukin 10 levels, and rash/graft-versus-host disease after allogenieic stem cell transplantation. *J Am Acad Dermatol*, **58**：802-809, 2008.

20）藤山幹子，橋本公二：薬剤性過敏症症候群と HHV-6 の再活性化について．ウイルス，**59**：23-30，2009.

21）藤山幹子：薬剤性過敏症症候群．病理と臨床，**37**：1201-1208，2019.

22）Ogawa K, Morito H, Hasegawa A, et al：Identification of thymus and activation-regulated chemokine（TARC/CCL17）as a potential marker for early indication of disease and prediction of disease activity in drug-induced hypersensitivity syndrome（DIHS）/drug rash with eosinophilia and systemic symptoms（DRESS）. *J Dermatol Sci*, **69**：38-43, 2013.

23）Ogawa K, Morito H, Hasegawa A, et al：Elevated

serum thymus and activation-regulated chemokine（TARC/CCL17）relates to reactivation of human herpesvirus 6 in drug reaction with eosinophilia and systemic symptoms（DRESS）/drug-induced hypersensitivity syndrome（DIHS）. *Br J Dermatol*, **171**：425-427, 2014.

24）井上祥花, 大谷稔男：当科で経験した薬剤性過敏症症候群 20 例の臨床的検討. 皮膚臨床, **60**：1361-1366, 2018.

25）Tohyama M, Hashimoto K, Oda F, et al：Influence of corticosteroid therapy on viral reactivation in drug-induced hypersensitivity syndrome/drug reaction with eosinophilia and systemic symptoms. *J Dermatol*, 2020.（in press）

26）岩崎琢也, 佐多徹太郎, 倉田　毅：種々の免疫不全におけるサイトメガロウイルス感染の病理像. 日本臨牀, **56**：115-120, 1998.

27）Emery VC, Sabin CA, Cope AV, et al：Application of viral-load kinetics to identify patients who develop cytomegalovirus disease after transplantation. *Lancet*, **355**：2032-2036, 2000.

28）Hakki M, Riddell SR, Storek J, et al：Immune reconstitution to cytomegalovirus after allogeneic hematopoietic stem cell transplantation：impact of host factors, drug therapy, and subclinical reactivation. *Blood*, **102**：3060-3067, 2003.

29）Yamashita M, Ishii T, Iwama N, et al：Incidence and clinical features of cytomegalovirus infection diagnosed by cytomegalovirus pp65 antigenemia assay during high dose corticosteroid therapy for collagen vascular diseases. *Clin Exp Rheumatol*, **24**：649-655, 2006.

30）Ishida T, Kano Y, Mizukawa Y, et al：The dynamics of herpesvirus reactivations during and after severe drug eruptions：Their relation to the clinical phenotype and therapeutic outcome. *Allergy Eur J Allergy Clin Immunol*, **69**：798-805, 2014.

31）Picard D, Janela B, Descamps V, et al：Drug reaction with eosinophilia and systemic symptoms（DRESS）：a multiorgan antiviral T cell response. *Sci Transl Med*, **2**（46）：46ra62, 2010.

MB Derma, 297：67-74, 2020.

◆特集／ウイルス性疾患 最新の話題

ウイルス感染と免疫再構築症候群

塩原哲夫*

Key words：免疫再構築症候群(immune reconstitution inflammatory syndrome；IRIS)，薬剤性過敏症症候群(drug-induced hypersensitivity syndrome；DiHS)，制御性 T 細胞(Treg)，CD4$^+$T 細胞，サイトメガロウイルス(CMV)，日和見感染(opportunistic infection)

Abstract　免疫再構築症候群(IRIS)は，治療開始後 HIV 陽性患者の免疫反応が回復する過程で生じた日和見感染を説明する概念として提唱された．しかし，この概念を HIV 陰性患者で免疫抑制剤の治療を受けている患者にまで拡大することで，免疫抑制剤の減量や中止とともに生ずる日和見感染は初めて理解できることになる．薬剤性過敏症症候群(DiHS)はこの概念の典型的疾患で，免疫抑制能のある薬剤の長期内服後に生ずる．発症後に必発する潜伏ウイルスの再活性化などの複雑な経過は，DiHS を IRIS の一臨床型と考えることで初めて理解できる．現在広く処方されている様々な薬剤のなかには潜在的に免疫抑制作用を持つものがあり，これらの中止は IRIS を生じ得る．あるウイルス感染を IRIS より生じたと考えれば，免疫反応の急激な回復を避けるために免疫抑制剤の増量という選択も考えねばならない．この概念を理解することが，今後の医師の治療の選択にパラダイムシフトをもたらすはずである．

はじめに

　免疫抑制剤を投与している患者に日和見感染が起これば，投与中の免疫抑制剤を減量するのは多くの臨床家の常識であった．同様に帯状疱疹をみれば，免疫抑制状態にあるに違いないと考えるのも常識であった．しかし，この常識は今や過去のものとなりつつある．10 年前までは常識とされたこの考えは，免疫再構築症候群(immune reconstitution inflammatory syndrome；IRIS)という概念が提唱され，それが受け入れられつつある現在，風前の灯火となっている．IRIS の概念を理解することは，様々な免疫抑制剤や免疫チェックポイント阻害薬を用いて治療を行っているすべての医師に必須であるが，残念ながらこの概念を全く理解することなく治療に当たっている医師がいま

だに少なくない．本稿では臨床例を挙げつつ，この概念を理解するうえで重要な点を述べていきたいと考えている．

IRIS とは

　IRIS は，抗レトロウイルス治療(ART)を開始することにより CD4$^+$T 細胞が回復した AIDS 患者に，逆に日和見感染の症状が出現する現象を理解するための概念として提唱された[1)~3)]．この考えは常識に縛られやすい医師にはなかなか理解しがたいものがある．それを理解するのにまず必要なのは，我々が感染症でみている臨床症状は病原体そのものの症状ではなく，生体が病原体に対して起こしている免疫反応をみているという認識を持つことなのである．つまり病原体が増えていても免疫反応が低下していれば，患者は発熱など生じないため一見何の反応も起こっていないようにみえる．生体がそれに対して免疫反応を起こしたときに初めて，発熱などの臨床症状が発現してく

* Tetsuo SHIOHARA，〒181-8611 東京都三鷹市新川 6-20-2　杏林大学医学部皮膚科学教室，名誉教授

るのである．具体的な例として，麻疹ウイルスに感染した場合を考えてみたい．麻疹ウイルスが感染した場合に1週間程度の潜伏期がある．この時期は何となく倦怠感や微熱などがあるものの，ほとんど著明な臨床症状は認めない．しかし，この時期に生体のウイルス量は最大となる．麻疹ウイルスに対して生体が強い特異的な免疫反応を起こすようになって初めて，皮疹や高熱など典型的な麻疹の臨床症状を生ずることになる．潜伏期には生体は自然免疫が主に対応し，麻疹ウイルスに特異的な獲得免疫反応が現れてくると麻疹特有の臨床症状が出てきて，ウイルス量は低下することになる．皮肉なことに，臨床症状に気づいた患者が病院を訪れるときには，生体は麻疹ウイルスの排除に最も有用な獲得免疫反応をスタートさせているといえる．このように生体が病原体を特異的に認識して獲得免疫反応をスタートさせる時期に臨床症状が現れるため，臨床医はその症状をその病原体そのものと認識してしまうのである．ここに，臨床医が陥りがちの落とし穴がある．そう考えれば，免疫が低下しているときより，低下していた免疫反応が回復してきたときにこそ，日和見感染の症状が明らかになるということが理解できるはずである．免疫抑制のないと考えられる大方の感染症においてさえ，IRIS的な要素は大なり小なり認められると考えたほうがよいかもしれない．

IRISの概念はAIDSにおいて確立されたが，それを非HIV，つまりHIV未感染の状況においてみられる日和見感染の際にも起こり得るものであると拡大して解釈することで初めて，真に臨床家に有用な概念になる．つまり非HIV患者において，免疫抑制剤の減量に伴って出現する日和見感染こそが，我々臨床医が最も遭遇することの多いIRISなのである[4]．

IRISの診断

IRISと診断するためには，いくつかの診断基準を満たす必要がある．しかし，その多くはHIV感染患者のART治療の開始に際してみられる症状や検査所見に基づいた診断基準であり，それがIRISという概念の普及のネックとなっている．つまり非HIVの条件下で生ずる日和見感染を，HIV-IRISの診断基準に基づいて診断せざるを得ないからである．そのため非HISにおけるIRISの診断は，より柔軟な考え方でなされるべきであると考える．IRISの基本的な考え方は，免疫反応の回復に伴って生ずる日和見感染症状の悪化であるので，これに一致していればIRISと診断するほうが臨床家には診断しやすいのではないかと思われる．この場合，基本的には免疫反応の回復をHIV-IRISに倣ってCD4$^+$T細胞の増加とすべきであるが，実際の臨床の場では，免疫抑制剤の減量や中止前にCD4$^+$T細胞数を測定していることは少ないので，CD4$^+$T細胞とせずに，リンパ球あるいは好中球の回復と定義したほうがよりIRISと診断しやすいと考えている．つまり，IRISとは“CD4$^+$T細胞あるいはリンパ球，好中球の少ない状態から，正常に回復してくる段階で生じてくる日和見感染”と拡大解釈したほうが，その概念を臨床に応用しやすいように思われる．加えて，臨床症状の発現時には病原体に対する免疫反応が起こっているため，病原体はむしろ病変部に検出されにくくなるということも重要な所見である．これについては後述する．

IRISの分類としてunmaskingとparadoxicalに分けるやり方も提唱されているが，これは極めてわかりにくい分類である．基本的には目立たなかった感染症が免疫反応の回復後，顕在化するのがunmaskingであり，IRIS発症前にあった感染症様の病態が免疫反応の回復後，逆に増悪することをparadoxicalとしている．しかし，この分類の仕方はIRISを生ずる前に，その感染症の存在に気づいていたかどうかにかかっており，あまり本質的な差を考えた分類とはいえない．このようなあまり意味のない分類より，IRISの結果生じてくる感染症ごとに分類したほうがより現実的である．すなわちサイトメガロウイルス（CMV）の再活性化を生じたものをCMV-IRISとし，結核が生

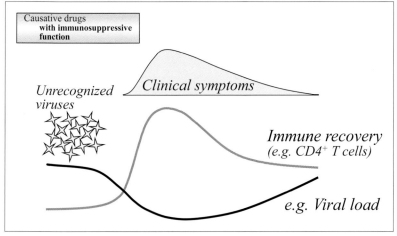

図 1. DiHS においてみられる臨床症状とウイルス量
免疫抑制能を有する薬剤(原因薬)の投与によりヘルペスウイルスは再活性化するが,
原因薬を使用している限り著明な臨床症状は発現しない. 原因薬の中止による免疫機
能の回復に伴い感染症状が発現してくるが, ウイルス量は逆に低下する.

ずれば TB-IRIS とする分類であり, このほうが実用的である.

　一般の臨床医が IRIS の概念を使う場合には, HIV 陰性で免疫抑制剤を使用している患者(非 HIV 環境下)においても, 免疫抑制剤の減量時には HIV-IRIS と同様の機序で IRIS が生じてくることを理解していることが必要である. つまり HIV 陽性患者に ART 治療後に生じてくる免疫反応に伴う日和見感染症状は, 非 HIV 患者では, 免疫抑制剤の減量や中止によっても生じ得るという認識である. このような IRIS の概念を非 HIV にまで拡大することによって初めて, この概念の臨床における有用性が増すといえる.

IRIS の疾患モデルとしての薬剤性過敏症症候群

　薬剤性過敏症症候群(drug-induced hypersensitivity syndrome；DiHS)は, 限られた薬剤により生ずる重症薬疹であるが, 他の薬疹と比べて多くのユニークな特徴がある. その最たるものは, 潜伏ウイルス(6 型ヘルペスウイルス, HHV-6)の再活性化を発症後に認めることである[5]~[8]. しかも HHV-6 以外にも CMV や Epstein-Barr ウイルス(EBV)などのヘルペス科のウイルスの再活性化を連続性に認める[8]. このような病態を認める

のは薬疹のなかでは DiHS だけなので, このウイルスの再活性化は薬疹の重症化の結果であるとの考え方をする医師は今でも少なくないが, このウイルスの再活性化は薬疹重症化の結果ではないことは明らかである. 何故なら, 他の薬疹がいくら重症化してもこのようなヘルペスウイルスの再活性化を連続して認めることはないし, HHV-6 の再活性化は皮膚においては DiHS の発症時に既に認めている[5][7][9]のである. さらにいえば DiHS の発症前にも認めている(未発表データ). 経過からいえば, 全血中の HHV-6 DNA は DiHS の発症とともに検出されなくなり, 再び発症 2~3 週後に検出されるようになる. つまり DiHS では原因薬の長期投与により, 潜伏ヘルペスウイルスの再活性化のサイクルは潜在的に生じているが, 免疫抑制作用のある原因薬(これについては以下に述べる)が投与されている間は著明な反応は抑えられている. しかし, その原因薬の中止により免疫反応が再構築する結果としてこのウイルスは一時的に検出されなくなる(図 1)のである. この皮疹の最盛期に限ってウイルスが検出されないということこそが, DiHS が IRIS に他ならないことを考えさせた第一の要因なのであるし, それがこの病態における HHV-6 の関与を複雑なものにしたともいえる. Koch の三原則によれば, その病原体がその

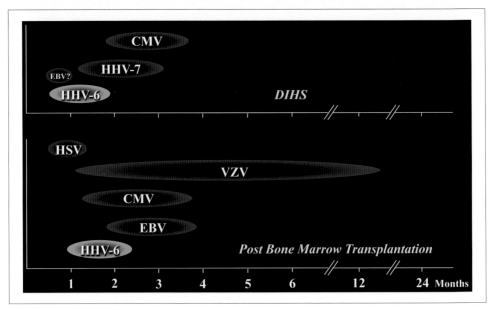

図 2. DiHS と GVHD において認められるヘルペスウイルスの再活性化の連鎖

病態の原因であるとするには，その病変部にその病原体が検出されねばならない．しかし，病原体に対する免疫反応が亢進すれば一時的に病原体は検出されなくなっても不思議ではない．実際，筆者らが HHV-6 の関与を DiHS で初めて報告した論文では，皮膚病変部に HHV-6 を認めている[9]．

DiHS と同じ現象は骨髄移植後の移植片対宿主病（GVHD）においても認められることも，この可能性を支持する．すなわち，GVHD においても臨床症状を伴うウイルスの再活性化は免疫の回復に伴って起こってくることがよく知られている．GVHD でもヘルペスウイルスの再活性化の連鎖が認められるが，何とこの再活性化の順が DiHS におけるそれと一致している（図 2）のである．それは DiHS におけるウイルスの再活性化も GVHD 同様，免疫抑制から回復する過程で生じてくることを示唆していると考えられよう．そう考えると，DiHS の発症前には免疫抑制状態がなければならないことになる．DiHS を起こす薬剤が極めて限られている（しかし共通の構造は有していない）ということは先に述べたが，これは，DiHS を起こす薬剤は共通して何らかの免疫抑制作用を有していることを示唆している．実際，カルバマゼピンやアロプリノールは免疫抑制作用を有している薬剤なのである[4)5)7)11]．しかも，その結果を反映

して，制御性 T 細胞（Treg）は発症時に著明に増加している[12]．このように考えていくと，DiHS では何故発症までに時間を要するのか？　何故，原因薬を中止すると逆に増悪がみられるのかがわかるはずである．実際，DiHS 発症時には NK 機能は低下し，B 細胞，免疫グロブリンは低値となり，原因薬の中止に伴い，それはゆっくり回復してくる[4)5)7)11]．つまり，DiHS の病態は IRIS そのものなのである．

アトピー性皮膚炎（AD）にみられる IRIS

アトピー性皮膚炎（AD）では単純ヘルペスウイルス（HSV）の再活性化をしばしば認めるが，これは専ら AD に対して免疫抑制剤を使用しているための免疫抑制の結果と解釈されている．しかし，Wollenberg らは Kaposi 水痘様発疹症はステロイドなどの外用を中止した症例に生じやすいことを報告しており[13)14]，これは我々の経験とも一致している．つまり，AD における Kaposi は免疫抑制剤（ステロイド）外用を中止することにより生ずる HSV の再活性化，つまり IRIS といえるのである．実際に，筆者らは Kaposi において，Treg は DiHS と同じように増大していることを示している[15]．このように考えてくると，Kaposi においてもしばしば治癒後に水痘帯状疱疹ウイルス（VZV）の連

続的な再活性化を認めることも理解できるはずである．ADにおけるTregの関与については相反する報告があるが，検体の採取が外用薬を中止したときか，外用を継続しているときかにより，Tregの数に大きな違いが出てくることを我々の結果は示している．つまり局所においてステロイド外用薬の中止に伴う免疫抑制の解除とともに，IRISとしてのHSVの再活性化が生じてくると考えられる．我々はステロイドの外用により皮膚症状が落ち着いている患者の皮膚が免疫抑制状態になっているとは考えもしないかもしれない．しかし，この点に関し，筆者らはステロイドの外用により皮膚の浸潤細胞が一時的に消失し，その後ステロイド外用を急に中止すると，局所にはCD4$^+$，CD8$^+$細胞が急激に浸潤し，遅れてTregが浸潤してくることを明らかにしている[16]．すなわち，使用していたステロイド外用薬を急に中止することは，局所的なIRISを起こし著明な皮膚の炎症を生ずるとともに，潜伏しているウイルス(HSV，VZV)の再活性化を起こすと考えられる．この仮説を証明すべく，筆者は初期と思われる再発性Kaposiに対して抗ウイルス剤ではなく，免疫抑制剤だけを外用したところ，著明に軽快した．しかし，このような治療はごく初期だけに限定すべきであり，HSVの再活性化が進行した段階では抗ウイルス剤の投与が原則であることは言うまでもない．

IRISとしての肉芽腫

サルコイドーシスは肉芽腫性疾患の代表である．しかし，この疾患のユニークな特徴は，異物が混入した部位に何十年か経って(空白期間)，肉芽腫を生ずる点である．つまり，空白期間には異物に対する免疫応答が抑制された状態が続いていると解釈できる．以前，筆者はIL-2を投与した患者に，昔の切創部に一致して生じたサルコイドーシスを経験し，何故IL-2がサルコイドーシスを生じせしめたのか不思議でならなかった．しかし，サルコイドーシスの病変部はTregの浸潤により

構成されているという論文が出た[17]とき，この疑問は氷解した．TregはIL-2により増殖する細胞である[18)19)]ことを考えれば，既に皮膚に侵入した異物に対する免疫反応はTregの集積により一時の平穏を保っていた(空白期間)が，そこにIL-2が投与されたためサルコイドーシスとしての病変が生じたと考えれば納得できるのである．実際，サルコイドーシスはIRISの代表的病変であり，TNF-α阻害薬に関連して生じてくるサルコイドーシスの報告は多い．この場合，TNF-α阻害薬の投与により抑制された免疫応答が，中止や休薬することで回復する段階でIRISとしてのサルコイドーシスが生じたと考えれば極めて納得がいく．もしこの仮定が正しいなら，DiHSにおいても，サルコイドーシス様の変化がみられてもよいはずである．実際，筆者らを含めDiHSにおいても皮膚の病変部に肉芽腫性変化を認めたとの報告[20)21)]は少なくない．恐らく，これはVZVの再活性化に対して生じた肉芽腫性反応かもしれない[20)]と考えている．

IRISにおけるCMV再活性化

免疫抑制剤投与中の患者にIRISとして生じやすく，最も生命予後に関係するのはCMVの再活性化である．これはDiHSの治療において最も厄介な後遺症であるが，その多くはDiHSの急性期を脱した後に生じるためCMVに関係ない後遺症とみなされて，皮膚科の手を離れて他科でCMVを疑われないまま治療されている場合が多い．そのためCMV-IRISはDiHSのみならず，骨髄移植や免疫抑制剤治療をしている患者の予後を決める最大の要因である．筆者の教室ではDiHS患者を数多くみてきた経験をもとに解析したところ，DiHS発症後一定の時期(発症3〜5週後)にCMV再活性化を生じることがわかった．しかも，それは投与しているステロイドを減量するタイミング(減量後1週間)で生じやすいこともわかってきた．問題は，その症状の多くは皮膚以外の症状であり，肺炎や消化管出血，心筋炎など，CMV再

活性化を疑わなければCMVと関連した病態であると考えないような病態であったことである．筆者らはこれまでに経験したDiHS 55症例をretrospectiveに解析し，CMVの再活性化は，初期に十分に疑って検査しさえすれば，DiHS(あるいは他の疾患)発症時に完全に予知できることを報告した[22]．すなわち，CMV再活性化陽性群と陰性群に分けて，DiHS発症時にどのような要因が異なるかを検討したのである．その結果，CMV再活性化群は，明らかに高年齢(75歳以上)で，アロプリノール内服患者が多く，肝障害やCRP高値が多く，DiHS発症時に高熱が長く続き，食欲の低下を認めるものが多いことがわかった．このようなCMV再活性化のrisk factorを元に，DiHS患者を初期の段階で，将来起こるCMV再活性化の危険性を三群に層別化(軽症，中等症，重症)したところ，CMV再活性化はほとんど重症群から生じ，しかも死亡例はすべて重症群から生じていた．重要なことは，一見CMV再活性化とは無関係と思われた他臓器病変も，抗CMV剤をCMV再活性化の発見後2日以内に，しかも2週間以上投与した症例ではすべて救命し得て軽快したことである．しかも，DiHS発症時にCMV再活性化の危険性において軽症と判断できた症例は，ステロイドを全く使用することなくDiHSも軽快したことがわかった．これは当教室では，意図的にステロイドを全く投与せず保存的治療のみで経過をみたDiHS症例を数多く持っていたために明らかにできたと考えている．近年，たまたま経験した症例での結果を元に，DiHSに対して少量のステロイドを勧めたり，ステロイドはなるべく早く減量すべしと，従来の考えを声高に否定するような意見を述べる向きもあるが，治療についてはあくまで多数例の結果を解析した結果に基づき発言することが重要なのではないかと考えている．

このように考えて，厚労省薬疹研究班ではDiHSはIRISであるとの立場から，急激な免疫の回復をもたらすようなステロイドの急激な減量やパルス療法は好ましくないとのメッセージを発信

してきた．ステロイドを早く減量すべしと主張する医師は初期に層別化したうえで，CMVのリスクに関して，中等症や重症の症例に対してもステロイドの早期減量が有用との証拠を出すべきではないかと考えている．実際，IRISは軽症のものは未治療で軽快するので，そういうDiHS軽症例に対してはステロイドは使うべきではないかもしれないと考えている．学会などではこういう層別化をすることなく，ステロイドをどのように投与すべきかという議論がなされがちだが，できるだけ初期に層別化したうえで，どのような症例に対しては使わなくてもよい，あるいは使うべきという，地に足の着いた議論を行わないと混乱をもたらすばかりではないかと考えている．

CMVの再活性化をDiHSの発症初期に予測できるという事実は当初全く予想もできないことであった．つまり，初期に単球系細胞の活性化が顕著である症例[23]ほど，回復期にCMVの再活性化を起こすという結果も，後から考えると実に理にかなっており，DiHS(IRIS)において予知不能の不思議な事象と思われていたものが，実は初期に丁寧に解析し，そのような多数例を集積すれば十分に予知可能な現象であることがわかったのである．

その他のIRIS

最近，進行期の悪性腫瘍に対して広く使われるようになった免疫チェックポイント阻害薬は，それ自身でIRISを起こす薬剤である．すなわちimmune-related adverse events(irAE)と総称される現象は，一種のIRISと考え対応したほうがよいと思われる．そう考えれば，ステロイドの大幅な減量を要するパルス療法はirAEに対しては行うべきではないということになる．最近報告の多いdipeptidyl peptidase 4(DPP4)inhibitorによる類天疱瘡(BP)[24]も，一種のIRISと考えることもできる．DPP-4は別名CD26とも呼ばれ，T細胞の一種の活性化抗原であるとの事実[25][26]を考えれば，それの長期投与は慢性的な免疫抑制状態を招き，その中止はIRISを起こすかもしれないことは

容易に理解できるはずである．つまり，一旦 IRIS を起こしてしまえば，経過は遷延し，潜伏ウイルスの再活性化を起こすかもしれない．実際，そのような状況で CMV の再活性化を生じたとの報告もある．しかし，多くの軽症の IRIS は何もせずとも消退するという事実も忘れてはならない．

スタチンなど，その他にも免疫反応を抑制する能力を有する薬剤がそれと認識されないまま長期にわたり使われている現状を考えると，今後ますます IRIS を理解することなしに，これらの薬剤を使用し中止することの危険性は増していくのではないかと思われる．

IRIS はどのように対処するか

現在生じている日和見感染を IRIS により生じていると考えるか，免疫抑制の結果生じたと考えるかにより治療方針は大きく変わってくる．すなわち，IRIS により生じていると考えれば，使用中の免疫抑制剤の減量は思いとどまるか，むしろ増量を考えるであろう．病原体に対する治療も必ず併行して行う必要があることはもちろんであるが，IRIS と考えたなら，難治の場合でもステロイドのパルス療法は行うべきではない．パルスは確かに効果のある治療法であるが，必ず大幅なステロイドの減量を行わなければならないからである．DiHS は IRIS そのものであるため，治療としてステロイドを投与するということは減量の度に IRIS を起こし得ると考えておくべきであり，そのため急激な免疫反応の回復を起こすような急激な減量は避けるべきである．実際，個々の例では，ステロイドの減量を急激に行っても特に支障のない場合もあるが，それはあくまで軽症と層別化できた症例に限るべきであろう．軽症の DiHS では，原則としてステロイドは使わないほうがよいかもしれないと考えている．

おわりに

IRIS の概念はこれまでの臨床家の信じてきた考えと大きく異なる．そのため，日和見感染症が起こった場合，今まで使用してきたステロイドを減量するという選択は臨床家にとって容易であるが，逆にステロイドを減らさない，あるいは増量するという選択は大いなる躊躇が生じるはずである．しかし，我々は今までにも明らかな感染症に対して例外的にステロイドを用いて成功しているのである．IRIS の概念をどのように理解し，治療に応用していくかはこれからの医療にとって大きな問題となるはずである．AI 時代にこそ，このような概念を理解し治療に応用することが望まれる．

文　献

1) Shelburne SA, Hamill RJ, Rodriguez-Barradas MC, et al：Immune reconstitution inflammatory syndrome：emergence of a unique syndrome during highly active antiretroviral therapy. *Medicine*(Baltimore), **81**(3)：213-227, 2002.

2) Shelburne SA, Visnegarwala F, Darcourt J, et al：Incidence and risk factors for immune reconstitution inflammatory syndrome during highly active antiretroviral therapy. *AIDS*, **19**(4)：399-406, 2005.

3) Singh N, Lortholary O, Alexander BD, et al：An immune reconstitution syndrome-like illness associated with Cryptococcus neoformans infection in organ transplant recipients. *Clin Infect Dis*, **40**(12)：1756-1761, 2005.

4) Shiohara T, Kurata M, Mizukawa Y, et al：Recognition of immune reconstitution syndrome necessary for better management of patients with severe drug eruptions and those under immunosuppressive therapy. *Allergol Int*, **59**(4)：333-343, 2010.

5) Shiohara T, Inaoka M, Kano Y：Drug-induced Hypersensitivity Syndrome(DIHS)：A reaction induced by a complex interplay among herpesviruses and antiviral and antidrug immune responses. *Allergol Int*, **55**(1)：1-8, 2006.

6) Shiohara T, Iijima M, Ikezawa Z, et al：The diagnosis of a DRESS syndrome has been sufficiently established on the basis of typical clinical features and viral reactivations. *Br J Dermatol*,

156(5)：1083-1084, 2007.

7) Shiohara T, Kano Y：A complex interaction between drug allergy and viral infection. *Clin Rev Allergy Immunol*, **33**(1-2)：124-133, 2007.

8) Kano Y, Hiraharas K, Sakuma K, et al：Several herpesviruses can reactivate in a severe drug-induced multiorgan reaction in the same sequential order as in graft-versus-host disease. *Br J Dermatol*, **155**(2)：301-306, 2006.

9) Suzuki Y, Inagi R, Aono T, et al：Humanherpes-virus 6 infection as a risk factor for the development of severe drug-induced hypersensitivity syndrome. *Arch Dermatol*, **134**：1108-1112, 1998.

10) Kano Y, Inaoka M, Shiohara T：Association between anticonvulsant hypersensitivity syndrome and human herpesvirus 6 reactivation and hypogammaglobulinemia. *Arch Dermatol*, **140**(2)：183-188, 2004.

11) Shiohara T, Kano Y, Hirahara K, et al：Prediction and management of drug reaction with eosino-philia and systemic symptoms(DRESS). *Expert Opin Drug Metab Toxicol*, **13**(7)：701-704, 2017.

12) Takahashi R, Kano Y, Yamazaki Y, et al：Defective regulatory T cells in patients with severe drug eruptions：Timing of the dysfunction is associated with the pathological phenotype and outcome. *J Immunol*, **182**(12)：8071-8079, 2009.

13) Wollenberg A, Wetzel S, Burgdorf WHC, et al：Viral infections in atopic dermatitis：pathogenic aspects and clinical management. *J Allergy Clin Immunol*, **112**(4)：667-674, 2003.

14) Wollenberg A, Zoch C, Wetzel S, et al：Predisposing factors and clinical features of eczema herpeticum：a retrospective analysis of 100 cases. *J Am Acad Dermatol*, **49**(2)：198-205, 2003.

15) Takahashi R, Sato Y, Kurata M, et al：Pathological role of regulatory T cells in the initiation and maintenance of eczema herpeticum lesions. *J Immunol*, **192**(3)：969-978, 2014.

16) Okazaki A, Fukuda T, Yamazaki Y, et al：Pretreatment with topical glucocorticosteroids to enhance the antitumour efficacy of imiquimod：long-term follow-up in Bowen disease. *Br J Der-matol*, **176**(4)：1079-1082, 2017.

17) Miyara M, Amoura Z, Parizot C, et al：The immune paradox of sarcoidosis and regulatory T cells. *J Exp Med*, **203**(2)：359-370, 2006.

18) Malek TR, Bayer AL：Tolerance, not immunity, crucially depends on IL-2. *Nat Rev Immunol*, **4**(9)：665-674, 2004.

19) Chinen T, Kannan AK, Levine AG, et al：An essential role for the IL-2 receptor in Treg cell function. *Nat Immunol*, **17**(11)：1322-1333, 2016.

20) Inaoka M, Kano Y, Horie C, et al：Cutaneous granulomatous reaction after herpes zoster in drug-induced hypersensitivity syndrome. *Am J Dermatopathol*, **33**(8)：872-874, 2011.

21) Fernando SL, Henderson CJ, O'Connor KS：Drug-induced hypersensitivity syndrome with superficial granulomatous dermatitis—a novel finding. *Am J Dermatopathol*, **31**(6)：611-613, 2009.

22) Mizukawa Y, Hirahara K, Kano Y, et al：Drug-induced hypersensitivity syndrome/drug reaction with eosinophilia and systemic symptoms severity score：A useful tool for assessing disease severity and predicting fatal cytomegalovirus disease. *J Am Acad Dermatol*, **80**(3)：670-672, 2019.

23) Ushigome Y, Mizukawa Y, Kimishima M, et al：Monocytes are involved in the balance between regulatory T cells and Th17 cells in severe drug eruptions. *Clin Exp Allergy*, **48**(11)：1453-1463, 2018.

24) Aso Y, Fukushima M, Sagara M, et al：Sita-gliptin, a DPP-4 inhibitor, alters the subsets of circulating CD4$^+$T cells in patients with type 2 diabetes. *Diabetes Res Clin Pract*, **110**(3)：250-256, 2015.

25) Drucker DJ：The role of gut hormones in glucose homeostasis. *J Clin Invest*, **117**(1)：24-32, 2007.

26) Klemann C, Wagner L, Stephan M, et al：Cut to the chase：a review of CD26/dipeptidyl peptidase-4's(DPP4)entanglement in the immune system. *Clin Exp Immunol*, **185**(1)：1-21, 2016.

MB Derma, 297：75-83, 2020.

◆特集／ウイルス性疾患 最新の話題
EB ウイルスと皮膚疾患 up-to-date

岩月啓氏*

Key words：Epstein-Barr ウイルス(Epstein-Barr virus；EBV)，慢性活動性 EBV 病(chronic active EBV disease)，種痘様水疱症(hydroa vacciniforme)，重症蚊刺アレルギー(severe mosquito bite allergy)，T/NK リンパ増殖症(T/NK lymphoproliferative disorder)

Abstract EB ウイルス(EBV)の正式名はヒトヘルペスウイルス 4 型(HHV-4)で，γヘルペスウイルスに分類される．EBV の多くは不顕性感染を経て，エピゾームとして一部の B 細胞に潜伏感染し，無症候性キャリアの状態となる．急性感染症の伝染性単核症や Gianotti-Crosti 症候群のほか，骨髄移植，臓器移植，HIV 感染や免疫抑制薬使用などの免疫不全を基盤として EBV 関連リンパ球増殖症が誘発される．体腔に生じる膿胸関連リンパ腫や原発性滲出性リンパ腫のほか，血球貪食性リンパ組織球症，慢性活動性 EBV 病の原因でもあり，節外性 NK/T 細胞リンパ腫(鼻型)，進行性 NK 細胞白血病，ある種の胃癌などを引き起こす．種痘様水疱症や重症蚊刺アレルギーは，それぞれ EBV 感染 T と NK 細胞によって誘発される．代表的な EBV 関連皮膚・粘膜疾患とリンパ球増殖性疾患を取り上げ，病態に関する最新の知見を紹介し，臨床検査と検査結果の解釈について概説する．

はじめに

EB ウイルス(EBV)はγヘルペスウイルスで，正式には HHV-4 と呼ばれる．EBV 粒子は径 120〜200 nm の大きさの 2 本鎖線状 DNA であり，その両末端に反復配列(TR：terminal repeat)を持つ．エンベロープの糖蛋白である gp350/220 をリガンドとして B リンパ球などに強く発現している CD21 分子をレセプターとして細胞に感染する[1]．CD21 分子を発現していない細胞への感染様式については十分に解明されていない．アジアにおいては大多数の人々が幼児期に EBV に不顕性感染し，咽頭上皮細胞では再活性化によりウイルスが複製される．B リンパ球に潜伏感染するが，その増殖は宿主免疫反応によってリンパ球増殖は制御されている．多くの場合には宿主の細胞傷害

性 T 細胞(CTL)とウイルスの間でバランスのとれた潜伏感染状態にある．しかし，CTL が機能しない免疫不全の宿主や高齢者，遺伝的に EBV に対する細胞性免疫応答が減弱した個体や，免疫監視から隔絶された体腔においては，様々な EBV 関連リンパ増殖異常症が発症する．

EBV 関連腫瘍は，赤道直下のアフリカ，パプアニューギニアなどに発症する Burkitt リンパ腫や，中国・東南アジアの上咽頭癌など地域特異的に発症することが知られている．EBV 関連 T/NK リンパ増殖異常症は，東アジアと中南米においては明らかな免疫不全を持たない個体において，節外性 NK/T 細胞リンパ腫(鼻型)，慢性活動性 EBV 病(CAEBV)や特有のリンパ増殖異常症が発症する．

EBV 初感染と皮膚・粘膜疾患

1．伝染性単核症(infectious mononucleosis；IM)

思春期・成人に EBV 初感染の機会があると，

* Keiji IWATSUKI，〒973-8403 いわき市内郷綴町沼尻 3 独立行政法人労働者健康安全機構福島労災病院皮膚科/岡山大学，名誉教授/藤田医科大学，客員教授

EBVを排除するための爆発的な宿主のCTL反応によって，激しい全身性炎症反応としてIMを起こすことがある．IMは，思春期初感染の発症が多いのでkissing diseaseとも呼ばれる．IM早期には，両上眼瞼浮腫（Hoagland sign）が現れる．頸部リンパ節腫大とともに，麻疹様発疹，点状紫斑，結節性紅斑がみられることがある．咽頭炎に対する治療として，ペニシリン系抗菌薬を用いると全身に薬疹を生じることがあり，「アンピシリン疹」とも呼ばれる．原因が薬剤であることは明らかだが，IMの回復期に原因薬で誘発しても必ずしも皮疹が誘発されないことから，急性期の亢進した免疫応答のもとで生じる反応と考えられている．

2．Gianotti-Crosti症候群

乳幼児のEBV初感染では，稀にGianotti-Crosti症候群（papular acrodermatitis/丘疹先端皮膚炎）が発症することがある[2]．皮疹は上下肢，臀部，顔面に生じるやや大きめの丘疹を特徴とする．原因がB型肝炎ウイルスの場合にはGianotti-Crosti病と診断し，それ以外の原因によって生じるGianotti-Crosti症候群と区別することがある．後者の原因としてはEBVの頻度が高い．年長児では，IMとGianotti-Crosti症候群が混在したような臨床症状を示すことがある．

慢性活動性EBV病（CAEBV）と 血球貪食性リンパ組織球症（HLH）

1．慢性活動性EBV病（chronic active EBV disease；CAEBV）（WHO分類用語に準拠）

IM様症状が3か月以上持続し，末梢血にEBV感染T/NK細胞が増殖するために発症する疾患で，末梢血および病変組織ではEBV DNAコピー数が増加する．発熱，リンパ節腫大，肝脾腫，消化器，神経，呼吸器，心血管障害などの臓器障害に加えて，皮膚・粘膜では種痘様水疱症（hydroa vacciniforme；HV）や重症蚊刺アレルギー（severe mosquito bite allergy；SMBA）を合併することがある．経過中に，後述のHLHや，T/NK細胞性リンパ腫・白血病を発症することがある[3]．

アジア型CAEBVは，ほぼ例外なくEBV感染T/NK細胞によって発症するが，米国では類似の臨床症状を示すB細胞型CAEBVが存在し，その遺伝子変異としてperforin, Munc 13-4, Munc18-2, PI3K, MAGT1, GATA2, CTPS1遺伝子変異が報告されている[4]．同じCAEBVという用語が使われるため注意を要する．

本邦CAEBV症例では，HLA DNA型においてはHLA-A*26に集積が認められ，HLA-B*52の頻度が低いとの報告がある[4]．本邦例においては，BARTs領域が欠損したEBVが患者から検出されている．BARTs領域は多くのnon-coding RNAがviral microRNAとしての機能を有することが知られており，BARTs領域欠損EBVが腫瘍化にどのような影響を与えるかが注目されている[5]．

CAEBVでは複数のEBV感染T/NK細胞クローンがしばしば検出される．不思議なことに異なったT/NK細胞クローンであっても，多数の体細胞変異を共有することがある．すなわち，EBVはリンパ球前駆細胞に感染して，その後でリンパ球分化が生じていることを示唆している．腫瘍化にかかわる体細胞変異としてDDX3X変異が高頻度に認められる[5]．

2．血球貪食性リンパ組織球症（hemophagocytic lymphohistiocytosis；HLH）

EBV感染に伴い発熱，脾腫，汎血球減少，血小板減少，高トリグリセリド血症，フィブリノーゲン血症，NK細胞活性低値または欠損，血清フェリチン上昇，可溶性IL-2受容体上昇とともに，骨髄，脾臓やリンパ節に血球貪食像を認める重篤な疾患で，再燃・再発がみられる．EBV DNAは末梢血中に増加する．皮疹は斑状丘疹状などを示すが，診断的特徴はない[3]．

EBVに対する特異的免疫応答の欠陥を認める先天性免疫不全症で，男児に発症するX-linked LPD（XLP）やX-linked inhibitor of apoptosis protein欠損症（XIAP）では，重症反復性IM様症状とともに，HLH，異常γグロブリン血症，悪性リンパ腫などを発症することがある[6]．SAP/SH2D1A

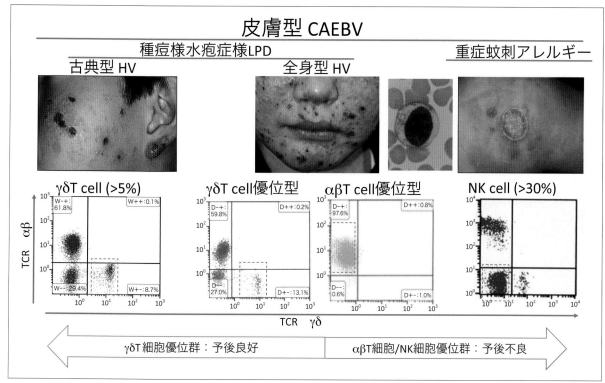

図 1. 皮膚型 CAEBV（種痘様水疱症と重症蚊刺アレルギー）
古典型 HV の多くは EBV⁺γδT 細胞が増加し（リンパ球の 5％超），重症蚊刺アレルギーは NK 細胞増多（30％超）がみられる．全身型 HV には成人・高齢発症例があり，γδT 細胞優位型と αβT 細胞優位型がある．γδT 細胞型の腫瘍量は少なく，予後は良好だが，αβT 細胞型や NK 細胞型は予後不良である．血液塗抹図は，アズール顆粒を有する large granular lymphocyte（LGL）で，T 細胞型と NK 細胞型があり，多くは EBV 感染あり．

遺伝子異常による SAP（SLAM-associated protein）欠損症は XLP1，*XIAP/BIRC4* 遺伝子異常による XIAP 欠損症は XLP2 と呼ばれている．XLP 患者では，invariant NKT 細胞が欠損しており，T 細胞や NK 細胞の B 細胞認識経路が障害されている．

種痘様水疱症（HV）と 重症蚊刺アレルギー（SMBA）

1．種痘様水疱症様リンパ増殖異常症（HV-LPD）（WHO 分類用語に準拠）

HV-LPD は，良性の経過をとる古典的種痘様水疱症（classic HV；cHV）と，全身症状と重症な皮疹をとる予後不良な全身性種痘様水疱症（systemic HV；sHV）を含む[7)8)]．後述の SMBA とともに cutaneous CAEBV に分類される．

cHV は幼小児に発症し，顔面，口唇，耳介，手背などの日光曝露部にヘルペス型小水疱性丘疹を形成し，やがて中心壊死や痂皮を形成する（図1）．症例によっては，アフタ性口内炎や歯肉炎に加えて，結膜充血などの症状を示す．表皮壊死と網状変性がみられ，真皮には血管周囲性の密な T リンパ球浸潤が認められる．EBER⁺T 細胞は浸潤細胞の数％～十数％のことが多いが，ときに 30～40％を占める．浸潤細胞の多くは，granzyme B や TIA-1 を有する CTL であり，NK 細胞は通常認められないか，極めて少数である．一般血液検査では通常，異常所見はなく，EBV 抗体価は正常既感染パターンを示す．EBV⁺γδT 細胞が末梢血中に増加する（リンパ球分画の＞5％）．

sHV は年長児や成人・高齢者にも発症し，皮疹は重症で，しばしば壊死性になり，顔面腫脹に加えて発熱，肝障害，リンパ節腫大などを伴う．本症と SMBA や CAEBV が同時，あるいは経過中に発症することがある．sHV は，アジアと中南米からの報告がほとんどである．sHV では，発熱に

加えて軽度の肝障害やLD上昇がみられ，末梢血に異型リンパ球，特にT細胞型の大顆粒リンパ球（large granular lymphocyte；LGL）が増加する．sHVのEBV感染LGLは$\gamma\delta$T細胞のこともあるが，成人型では$\alpha\beta$T細胞のことが多い．後者はsCD3[+]でCD4[+]とCD8[+]の両型があり，しばしばNK細胞マーカーであるCD16/CD56を共発現する．

2．重症蚊刺アレルギー（SMBA）

蚊やブヨに刺された部位に疼痛を伴う発赤，腫脹や皮膚潰瘍が生じ，同時に高熱，肝障害，リンパ節腫大を伴う[7]．インフルエンザワクチン注射の度に発熱や局所の腫脹を繰り返すことがある．経過中にHLH，CAEBVやHV皮疹を合併することがある．SMBAはほとんど本邦からの報告で，明らかな性差はない．5年の経過で約50％が不幸な転帰をとるが，稀に自然軽快することもある[8]．皮膚病変部では真皮から皮下組織にかけての密なリンパ球浸潤による血管破壊像がしばしば認められ，表皮から真皮深層に及ぶ組織壊死が認められることも多い．浸潤リンパ球の多くは細胞傷害性分子のTIA-1やgranzyme B陽性のEBV[-]T細胞とNK細胞で，EBV感染細胞は数％程度である．末梢血総白血球数の多くは正常か減少するが，リンパ球サブセットではLGL，NK細胞が相対的に増加（リンパ球分画の＞30％）している．増殖しているNK細胞はCD2[+]sCD3[-]CD4[-]CD16[+]CD56[+]である．EBV潜伏感染は，latency IIパターンを示す．末梢白血球中のEBV DNAは$10^{4\text{-}5}$コピー/μg DNAのレベルまで増加していることが多い．

末梢血中ではlatency I，IIのNK細胞は，蚊刺部において再活性化し，immediate early（IE）gene産物の*BZLF1* mRNAを発現する．すなわち，蚊刺部における一次炎症反応が流血中のEBV感染NK細胞を再活性化させ，新たに発現するEBV抗原に対して激しいCTLやNK細胞の動員によって，激烈な二次性免疫反応を起こすものと考えられる．

Non-sexually related acute genital ulcers（同義語：Lipschütz潰瘍，急性陰門潰瘍）

Non-sexually related acute genital ulcers（NRAGU）の原因としては，EBVが最も高頻度だが，サイトメガロウイルス，*Mycoplasma pneumoniae*，Mumps virus，group A *Streptococcus* などが検出されている[9]．Behçet病やCrohn病の皮膚・粘膜症状として発症することもある．

EBV感染に伴う反応性皮膚症

EBV感染細胞の直接浸潤ではないが，EBV感染症に関連して，多形紅斑，結節性紅斑，遠心性環状紅斑，環状肉芽腫様皮疹，苔癬状粃糠疹，蕁麻疹，小児線状IgA水疱性皮膚症，薬剤誘発性過敏症症候群などの報告がある[10]．

節外性NK/T細胞リンパ腫（鼻型）と進行性NK細胞白血病

節外性NK/T細胞リンパ腫（鼻型）は，鼻腔内に生じるEBV関連T細胞リンパ腫として報告され，過去にlethal midline granulomaの診断名で報告されてきた疾患と同義である[11]．多くの症例はCD56[+]NK細胞マーカーと細胞障害性分子を持ち，鼻腔以外に皮膚，消化管，精巣にも病変が生じることから「鼻型」と総称されている．節外性とされているが，頸部リンパ節などに病変が及ぶこともある．

皮膚病変は，多発性腫瘤や紫斑性硬結などを呈し，潰瘍，皮下硬結，口唇・眼瞼腫脹など様々な臨床所見を示す（図2）．病理組織学的には血管中心性浸潤を特徴とするため，かつてangiocentric lymphomaと呼称されたこともあった．腫瘍細胞が表皮向性を示す症例や，intravascular lymphomaと相同の血管内病変を示す症例がある．皮下浸潤をきたす例では，著明な皮下脂肪壊死を示すことがある．

限局型では，放射線療法と化学療法（RT＋2/3DeVIC）が用いられる[12]．進行型ではSMILE

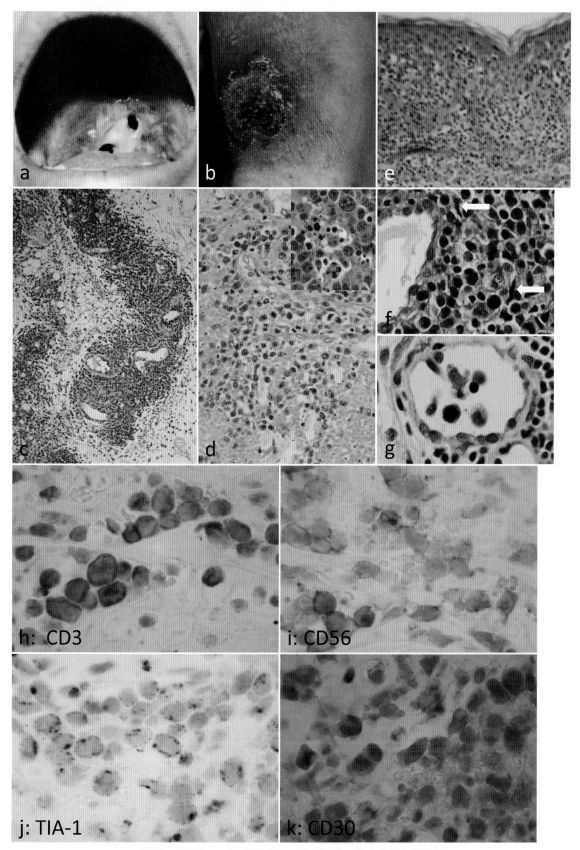

図 2. 節外性 NK/T 細胞リンパ腫（鼻型）の臨床像と病理組織

軟・硬口蓋の穿孔（かつての lethal midline granuloma に相当）（a）と，潰瘍を伴う皮膚腫瘍（b）．腫瘍細胞の血
管中心性浸潤が特徴（c）．皮下浸潤型では壊死を特徴とし（d），bean-bag cell/貪食細胞（挿入図）がみられる．
表皮向性を示す症例（e）がある．キュウリのような核を有する腫瘍細胞（f：矢印）を特徴とし，血管内増殖（g）
を示すことがある．腫瘍細胞は，cytoplasmic CD3 陽性（h），CD56 陽性（i），TIA-1 陽性（j）の細胞傷害性形質
を示し，しばしば CD30 陽性（k）．

療法が適応であるが，高齢や全身状態不良のため実施できないことも多い．EBV 感染 NK 細胞は CD30 陽性のことが多く，brentuximab vedotin 療法の導入が期待されている．

　進行性 NK 細胞白血病の多くの症例では EBV 感染が確認されている．末梢血には LGL 様異型細胞がみられるが，腫瘍細胞絶対数にはばらつきがある．発熱，肝障害，血球貪食症候群とともに，皮膚では眼瞼・口唇・顔面腫脹や，多形紅斑様の皮疹，種痘様水疱症に類似の壊死性丘疹などを示すことがある．重症型種痘様水疱症や CAEBV の白血化が進行した例では本症と鑑別が難しい症例がみられる．

免疫不全に伴う EBV 関連腫瘍とリンパ増殖異常症

　HIV 感染患者では，特徴的な臨床・病理所見を示す上皮系腫瘍や肉腫が発症する．主として舌に生じる口腔毛状白板症(oral hairy leukoplakia)と EBV 関連平滑筋肉腫が知られている．免疫不全に伴う EBV 関連リンパ増殖異常症は，① 原発性免疫不全症に伴う，② HIV 感染に伴う，③ 移植後リンパ増殖異常症(post-transplant LPD：PTLD)，④ その他の医原性リンパ増殖異常症に分類されている[13)．

1．医原性 EBV 関連リンパ増殖異常症

　かつての呼称の「メトトレキサート(MTX)関連リンパ増殖異常症」は用いられなくなった．その背景には，本症の病態の複雑さ，患者年齢・人種・遺伝的要因による発症リスクの違い，関節リウマチ治療における MTX の重要性や，併用薬の影響，医療訴訟，副作用救済など様々な観点での議論があったものと思われる．

　多くの症例は，EBV$^+$びまん性大細胞型 B 細胞リンパ腫，あるいは Hodgkin リンパ腫様の病理組織をとるが，稀に EBV$^+$T/NK 細胞リンパ腫のことがある．皮膚科医の責務としては，本症が多様な皮膚症状をとることを十分に認識して，疑わしい症例では早めに皮膚生検や EBER *in situ* など

の検査を実施して，原因となる薬剤を中止するように指示する必要がある．なぜならば，MTX をはじめとする原因薬の中止だけで，皮膚および内臓リンパ腫病変が退縮する例が多いからである(図 3)．

　特徴的に皮膚・粘膜移行部に生じる EBV$^+$B リンパ増殖異常症が「mucocutaneous ulcer」である(図 3)[14)．医原性のこともあれば，高齢による免疫低下という要因だけでも発症する．EBV$^+$大型 B 細胞と CD30$^+$Hodgkin/Reed-Sternberg 細胞が出現し，反応性 T 細胞を混じる polymorphous な浸潤を特徴とする．予後は良好で，原因薬があればそれを中止することで自然退縮が期待できる．

2．移植後リンパ増殖異常症(PTLD)

　EBV 関連 PTLD には，EBV が有する多面性が存在する．すなわち，感染症であると同時にリンパ球増殖性疾患でもある．PTLD は，形質細胞過形成，IM 様，polymorphic，monomorphic，古典的 Hodgkin リンパ腫型と，EBV が関与しない florid follicular hyperplasia 形成などの病理分類に分けられる．ほとんどは B 細胞・形質細胞系であるが，monomorphic PTLD では T/NK 細胞型が稀に存在する．詳細は，「造血細胞移植ガイドライン：EB ウイルス関連リンパ増殖症」(日本造血細胞移植学会編：2018 年)[15)を参照いただきたい．

診断的検査とその解釈

　EBV 関連疾患の診断的検査には，EBV 特異的抗体，EBV DNA コピー数算定(全血，血漿，末梢血単核球)，EBV-encoded nuclear RNA(EBER) *in situ*，EBV terminal repeat(TR)の繰り返し配列を利用したクローン解析，フローサイトメトリーなど様々な検査法が用いられている．しかし，各病態によって検査結果の有する臨床的意義が異なるので，結果の解釈には注意が必要である．

1．血液学的検査

　IM では反応性 CTL が異型リンパ球として出現し，EBV 関連 T/NK リンパ増殖異常症ではアズール顆粒を有する LGL が認められる．各病型におい

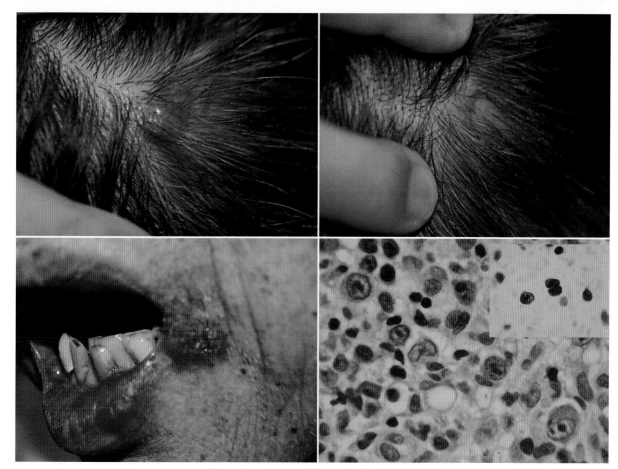

<table>
<tr><td>a</td><td>b</td></tr>
<tr><td>c</td><td>d</td></tr>
</table>

図 3. 医原性 EBV 関連リンパ増殖異常症

　関節リウマチにて MTX, インフリキシマブ, PSL で治療中に生じた頭部の EBV⁺びまん性大細胞型 B 細胞リンパ腫(a)は, MTX の中止で消退した(b). 真性多血症治療のためハイドレア®を使用中に生じた口角部の潰瘍性浸潤局面(c). EBV⁺大型異型リンパ球(CD30⁺), EBV⁺B 細胞と反応性 T 細胞が混在した浸潤 (d:挿入図は EBER⁺細胞)が認められ, mucocutaneous ulcer と診断.

て増加するリンパ球サブセット(上記の各項を参照)の解析にはフローサイトメトリー解析が不可欠である. HLH では, 汎血球減少, 肝障害, フェリチン, 血清 sIL2R が上昇し, 血漿中の cell-free EBV DNA(後述)が著増する.

2. 血清 EBV 抗体価と EBV 特異的 CTL 活性

　溶解感染に関連した EBV 早期抗原(EA), 外殻抗原(VCA)と, 潜伏感染で発現する核内抗原(EBNA)に対する抗体を組み合わせて, VCA-IgG, IgA, IgM, EA-IgG, IgA と EBNA 抗体を検査すると情報量が多い. EBV 初感染(IM など)では VCA-IgM 抗体が出現する. VCA-IgG 抗体は既往感染で陽性となり, 再活性化により上昇する. EBNA 抗体は初感染の回復期から陽性になり

持続的に検出される.

　EBV 特異的 CTL 解析は, HLA-A2402 拘束性の LMP2, BRLF1, BMLF1, EBNA3A, EBNA3B を認識するテトラマーを用いたフローサイトメトリーが利用されている.

3. EBER *in situ* hybridization

　EBER は, poly A を持たない核内 RNA で, 細胞あたり 10^{6-7} コピーと多量に存在する. この EBER をターゲットにした *in situ* hybridization は, スメアでもパラフィン切片でも可能であり, 広く臨床応用されている. 免疫染色との二重染色を行うことにより, 病変部組織や末梢血で腫瘍細胞を同定する方法も考案されている.

4．EBV DNA 量

EBV DNA 量の測定は外注検査が可能である．EBV 関連疾患の診断的検査として重要ではあるが，全血，血漿(cell-free EBV DNA)，血球での測定値は疾患によってその意味づけが異なる[16]．移植後では全血 EBV DNA 量をモニターすることで，リンパ節や標的臓器での PTLD 発症を予測する検査として有用である．一方，EBV[+]Hodgkin リンパ腫では全血 EBV DNA 量の測定値がリンパ節病変の腫瘍量を反映しているとは言い難い．CAEBV，HV，SMBA では，全血 EBV DNA 量は主としてリンパ球内の EBV DNA 量を反映し，診断的価値は高いが，予後を反映するものではない．しかし，HLH などによって EBV 感染細胞崩壊が起きると，血漿中 cell-free DNA が著増を示すので，血漿での測定が重要である．病態に応じて，全血，血漿，血球での測定結果を正しく解釈する必要がある．

5．EBV-TR 繰り返し配列を利用したクローン検査

EBV 粒子には，直鎖状 DNA の両末端に terminal repeat(TR)と呼ばれる数個〜20 個の反復配列を持つ．EBV は潜伏感染状態では TR が結合した環状 DNA(episome)として存在し，同一クローン細胞が分裂・増殖する場合には，TR の繰り返し配列は一定に保たれる．つまり，単一サイズの TR を含んだ DNA 断片が検出されことはクローン性増殖の証明になる．EBV[+]NK 細胞リンパ腫では，T 細胞受容体は胚細胞型を示すので，EBV TR を用いた解析が有用である．

6．免疫染色の注意点

EBV[+]T/NK リンパ増殖症では，aberrant な免疫形質をとることがある．全身性 HV は，$\gamma\delta$T 細胞優位型と $\alpha\beta$T 細胞優位型があるが，EBV 感染 T 細胞は NK 細胞マーカーである CD16 や CD56 を発現することがあるので，CD56 陽性細胞の存在だけで NK 細胞型と判定してはならない．

7．EBV 遺伝子発現とエクソソーム解析

EBV 潜伏感染のパターン(latency I，II，III)や EBV 遺伝子発現を調べていることは病態を理解するうえで重要である．最近では，網羅的 exome 解析が進み，宿主遺伝子変異解析のみならず，EBV 遺伝子変異データが蓄積されてきた．その成果として，CAEBV では *BARTs* 領域の欠損 EBV が多いことが判明し[5]，腫瘍化の機序として *BARTs* 領域の non-coding RNA である viral microRNA，や extracellular vesicle のエクソソーム解析が注目されている．

謝　辞

本研究の遂行と成果発表は，厚労科研補助金・難治性疾患政策研究事業(H29-難治等(難)-一般-H29-016)の援助を受けた．

文　献

1) Arrand JR：Epstein-Barr virus. Viruses and Human Cancer,(Arrand JR, et al eds), BIOS Scientific Publishers, Oxford, pp. 65-92, 1998.
2) Konno M, Kikuta H, Ishikawa N, et al：A possible association between hepatitis-B antigen-negative infantile popular acrodermatitis and Epstein-Barr virus infection. *J Pediatrics*, **101**：222-224, 1982.
3) 日本小児感染症学会(監)：慢性活動性 EB ウイルス感染症とその類縁疾患の診療ガイドライン 2016, 診断と治療社, pp 8-21, 2016.
4) Kimura H, Cohen JI：Chronic active Epstein-Barr virus disease. *Front Immunol*, 2017 (https://doi.org/10.3389/fimmu.2017.01867).
5) Okuno Y, et al：Defective Epstein-Barr virus in chronic active infection and haematological malignancy. *Nat Microbiol*, **4**：404-413, 2019.
6) Kanegane H, Yang X, Zhao M, et al：Clinical features and outcome of X-linked lymphoproliferative syndrome type 1(SAP deficiency)in Japan identified by the combination of flow cytometric assay and genetic analysis. *Pediatric Allergy Immunology*, **23**：488-493, 2012.
7) Quintanilla-Martinez L, Iwatsuki K, Ko YH：Cutaneous manifestations of chronic active EBV infection. WHO Classification of Skin Tumours (Elder DE, et al eds), 4th ed, IARC, Lyon, pp.

244-246, 2018.

8) Iwatsuki K, Miyake T, Hirai Y, et al：Hydroa vacciniforme：a distinctive form of Epstein-Barr virus-associated T-cell lymphoproliferative disorders. *Eur J Dermatol*, **29**：21-28, 2019.

9) Farhi D, Wendling J, Molinari E, et al：Non-sexually related acute general ulcers in 13 pubertal girls：a clinical and microbiological study. *Arch Dermatol*, **145**：38-45, 2009.

10) Hall LD, Eminger LA, Hesterman KS, et al：Epstein-Barr virus：dermatologic associations and implications：part Ⅰ. Mucocutaneous manifestations of Epstein-Barr virus and nonmalignant disorders. *J Am Acad Dermatol*, **72**：1-19, 2015.

11) Harabuchi Y, Yamanaka N, Kataura A, et al：Epstein-Barr virus in nasal T-cell lymphomas in patients with lethal midline granuloma. *Lancet*, **335**：128-130, 1990.

12) Harabuchi Y, Takahara M, Kishibe K, et al：Extranodal natural killer/T-cell lymphoma, nasal type：basic science and clinical progress. *Front Pediatr*, **7**：141, doi：10.3389/fped.2019.00141, 2019.

13) Gaulard P, Swerdlow SH, Harris NL, et al：Other iatrogenic immunodeficiency-associated lymphoproliferative disorders. WHO Classification of Tumours of Haematopoietic and Lymphoid Tissues(Swerdlow SH, et al, eds), 4th ed, IARC, Lyon, pp. 350-351, 2008.

14) Dojcinov SD, Venkataraman G, Raffeld M, et al：EBV-positive mucocutaneous ulcer：a study of 26 cases associated with various sources of immunosuppression. *Am J Surg Pathol*, **34**：405-417, 2010.

15) 日本造血細胞移植学会(編)：造血細胞移植ガイドライン：EB ウイルス関連リンパ増殖症，pp. 1-9，2018.

16) Kimura H, Kwong YL：EBV viral loads in diagnosis, monitoring, and response assessment. *Front Oncol*, **9**：62, doi：10.3389/fonc.2019.00062, 2019.

MB Derma, 297：84-93, 2020.

◆特集／ウイルス性疾患 最新の話題

メルケル細胞癌とポリオーマウイルス

佐野栄紀*

Key words：メルケル細胞(Merkel cell)，神経内分泌系(neuroendocrine)，メルケル細胞癌(Merkel cell carcinoma)，メルケル細胞癌ポリオーマウイルス(Merkel cell carcinoma polyomavirus)，紫外線によるゲノム変異(UV-induced mutational burden)，免疫チェックポイント阻害薬(immune-checkpoint inhibitors)

Abstract メルケル細胞癌は，高齢者に好発する稀であるが悪性度の高い皮膚癌であり，近年増加傾向にある．メルケル細胞癌は，ゲノムにポリオーマウイルスの組み込みが発見されて以降，細胞起源，ウイルス発癌の機序，ウイルス陰性のメルケル細胞癌との異同など基礎研究が飛躍的に進んだ．臨床的には抗腫瘍免疫の標的になることで，免疫チェックポイント阻害薬が適用となった．メルケル細胞癌ポリオーマウイルスは皮膚常在性であるが，前駆細胞のゲノムに侵入し神経内分泌系分化を誘導しつつ発癌させる機序はいまだ不明な点が多い．一方，他のポリオーマウイルス種と炎症性皮膚疾患との関連も明らかになりつつあり，virome と皮膚疾患を考えるうえでもメルケル細胞癌はその端緒となった．

はじめに

メルケル細胞癌(Merkel cell carcinoma；以下，MCC)は神経内分泌系細胞の特徴を持つ，悪性度の高い稀な高齢者の皮膚癌である．当初 MCC は，細胞の類似性から表皮メルケル細胞由来の癌とされたが，現在は否定的である．2008 年，MCC のゲノムに新規のポリオーマウイルスが取り込まれていることが発見され，Merkel cell polyomavirus(MCPyV)と命名された[1]．一方，2〜3 割の MCC には MCPyV が陰性であり，MCPyV 以外に紫外線曝露，免疫抑制状態など，多様な発症要因が想定されている．最近，抗 PD-L1 抗体など免疫チェックポイント阻害薬による治療が適用となった．この稿では，MCPyV の関連を中心に MCC の最新の知識を概説する．なお，引用文献数に制限があるため個々の論文についての詳細は，最近の総説を参考にされたい[2〜6]．

* Shigetoshi SANO, 〒783-8505 南国市岡豊町小蓮 高知大学医学部皮膚科学講座，教授

MCC とは

1．MCC の歴史，頻度

MCC は稀な神経内分泌系の皮膚悪性腫瘍として 1972 年に「皮膚索状癌」として記載されたが，メルケル細胞との類似性(例えば神経内分泌系マーカの synaptophysin, chromogranin-A, cytokeratin 20 の発現)よりメルケル細胞癌と改名された．70 歳以上の高齢者に多発し，診断時の 3 割の患者に既にリンパ節，皮膚 in-transit 転移をきたしている．本邦での統計は存在しないが，人口 10 万人あたりアメリカで 0.6 人，オーストラリアで 1.6 人，スウェーデンでは 0.3 人と報告されている．顔面頭部など露光部に好発し，紫外線の関与が強い．MCC 患者には有棘細胞癌や基底細胞癌など紫外線関連皮膚癌の既往が多く，ときに MCC とそれらが空間的に合併することもある．PUVA 治療歴がある乾癬患者での MCC 発症率は 100 倍高いとする疫学調査がある．また，MCC はリンフォーマ・HIV 罹患者，臓器移植患者など免疫低下状態に発症する報告もあり，この場合は比

較的若年であったという.

2．MCC 細胞の由来

MCC 細胞はメルケル細胞同様，神経内分泌系細胞の特徴を有しているが，前者は真皮に発生し，後者は表皮内の細胞であること，また，メルケル細胞は最終分化した非増殖性細胞であることより，MCC は他の細胞系列がメルケル細胞様に腫瘍性の分化をしたものである可能性が高い．後述するように MCPyV をゲノムに持つ（virus-positive；VP）MCC では，そうでない（virus-negative；VN）MCC とは異なり UV 変異 signature が少なく，それぞれ異なった細胞系列由来である可能性も考えられている．① MCC には B リンパ球マーカーと免疫グロブリン遺伝子組み換えが発見されたことより，pro あるいは pre-B 細胞由来である説，② MCPyV により真皮線維芽細胞あるいは真皮間葉系幹細胞が神経内分泌系に transdifferentiation する説，③ 表皮角化細胞あるいは表皮幹細胞から UV により生じた有棘細胞癌が神経内分泌系に transdifferentiation する説，の 3 つの仮説がある.

ポリオーマウイルスによる MCC 発癌

1．MCC ゲノムからの新規ポリオーマウイルス発見

2008 年，Feng らは MCC ゲノムから digital transcriptome subtraction により，クローナルな新規ポリオーマウイルスを同定,Merkel cell polyomavirus（MCPyV）と命名した[1]．これは，他のポリオーマウイルス（例えばポリオーマウイルス 6 や 7）と同様，皮膚常在性であるが，唯一の発癌性ポリオーマウイルスである．健常人血清中の MCPyV に対する抗体陽性率は 60～80％であり，MCPyV ウイルス DNA は皮膚，上気道などより分離できる．これらはゲノムの取り込まれていない episomal ウイルスである．我々の解析の結果，40 歳以上の皮膚で検出される MCPyV DNA は急激に増加し，特に 60 歳以上の露光部においてはさらに高いウイルス DNA 量が検出できた[7]．これは

MCC が高齢者の露光部において好発することと関連し，局所の免疫抑制状態と常在ウイルス叢に相関が示唆される．MCPyV 感染した正常人皮膚を紫外線照射すると，ST 抗原の発現が著明に増加することも報告されている．我々は最近，MCC 担癌患者の皮膚には健常人の皮膚と較べて MCPyV ウイルス量が有意に高いことを報告した[8]．しかし，MCC で取り込まれている MCPyV ウイルスは truncated 型であるのに対して，MCC 患者の正常皮膚より分離されるウイルスは episomal の全長型で，配列に異常は認められなかった.

2．発癌ウイルスとしての MCPyV

MCPyV はその他のポリオーマウイルスと同様，ゲノムに early region（ER）と late region（LR）を持ち，それぞれウイルス増殖に必要なタンパクおよびカプシドタンパクをコードしている（図 1-a）．ER はさらに large T antigen（LT）と small T antigen（ST），57 kT antigen transcript をコードする（図 1-b）．MCPyV の発癌機作はウイルスゲノムがランダムに宿主細胞ゲノムに取り込まれ，LT 領域の truncation 変異がウイルスゲノム複製を抑制することが前提となる．変異 LT は RB タンパク結合能を保持する一方，helicase ドメインを欠いているため，ウイルス自身が増殖することなく，細胞増殖を促すことができる（図 1-c）．細胞への遺伝子導入実験やトランスジェニックマウスの系により，ST 発現が MCC 形成の十分条件である可能性が示された．ST は LT 安定ドメイン（LSD）を有し，これは E3 ユビキチンリガーゼを抑制し，LT とともに Myc の分解を阻止する（図 1-d）．このように，ST の LSD ドメイン（特に FBXW7 結合部位）は MCPyV の発癌機序の中心的な役割を演じている.

3．ウイルス陽性（VP）-MCC とウイルス陰性（VN）-MCC の発癌

VP-MCC はホストゲノムの変異が極端に少ないことが特徴である一方，VN-MCC には腫瘍性変異（tumor mutational burden；TMB）やコピー数多様性が 25～90 倍も多く，染色体異数体も認め

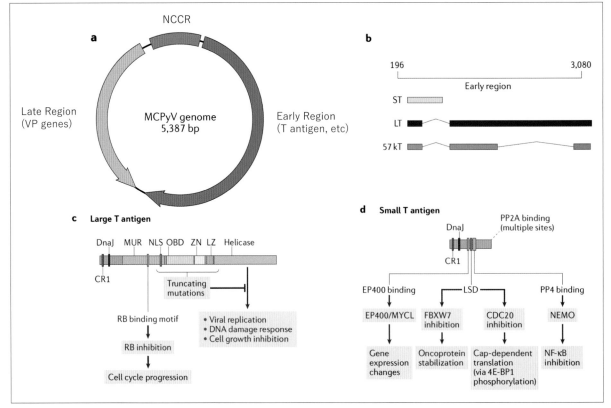

図 1. メルケル細胞癌ポリオーマウイルス(文献 3 より引用)

a：メルケル細胞癌ポリオーマウイルス(MCPyV)は 5,387 塩基からなる小型の二重鎖 DNA ウイルスであり，non-coding control region(NCCR)，T-抗原をコードして virus 複製に関わる early region，ウイルスカプシドをコードする VP 遺伝子を含む late region からなる.

b：Early region のスプライシング様式によって ST(small T-抗原，LT(large T-抗原)，57 kT などの分子が作られる.

c：LT-抗原の機能. Rb 結合部位が癌抑制分子 RB タンパクと結合することで，転写活性因子 E2F の抑制が解除されて細胞増殖サイクルが促進する. LT は truncated されているためウイルス自身の複製ができず，宿主細胞を殺すことができない.

d：ST-抗原の機能. ST-抗原が癌化に必要な分子であり，特に LSD(large T stabilizing domain)は FBXW7 と結合し，その E3 ユビキチンリガーゼ活性を阻害することにより，LT や Myc など癌関連タンパクの分解が抑制される.

られる. これら VN-MCC に認められる体細胞変異は多くが UV 傷害性の signature 変異であり，メラノーマ，有棘細胞癌あるいは基底細胞癌のそれと共通している. 特に，発癌に関与する *RB1* 遺伝子変異は VN-MCC のほぼ全例で認められる一方，VP-MCC は正常 *RB1* 遺伝子を有している. VP-MCC においては，LT の LXCXE モチーフが RB1 と結合することで E2F 転写因子活性を抑制できなくなる. VN-MCC では，RB1 の遺伝子変異によって下流の E2F 依存的に恒常的な細胞増殖が促進される. いずれにせよ，MCC の癌化機序には RB1 の機能異常が必須であることが明ら

かである. *RB1* 遺伝子に加えて VN-MCC では *TP53* 変異が必発であるが，VP-MCC では野生型であることが多い. RB1 とは異なり，LT は TP53 に直接結合することはないが，MCPyV ゲノム挿入による何らかの構造的変化が TP53 活性を減弱させる可能性がある. *RB1* や *TP53* 変異に加えて VN-MCC では *NOTCH1，2* 遺伝子の不活性型変異も多い. VP，VN ともに受容体チロシンキナーゼ，およびその下流で PI3K-AKT-mTOR シグナルの異常亢進が報告されている(図 2).

4．MCPyV ウイルス検出法

パラフィン固定した MCC 標本からのゲノム

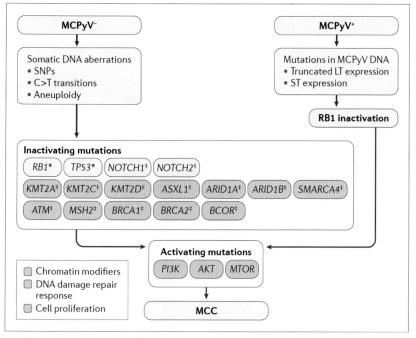

図 2. MCPyV 陽性, 陰性メルケル細胞癌の遺伝子異常(文献 2 より引用)

DNA を回収し, PCR で MCPyV ウイルスを検出できる(図 3-a). 市販の抗 LT 抗体(CM2B4)を用いた免疫組織染色も有用であるが, 検出感度はPCR より低い(図 3-b).

症状と病理

1. 臨床所見

　MCC は急速増大性の孤立性の赤紫色から赤褐色の, 皮膚あるいは皮下腫瘍である. 頭部, 顔面, 頸部, 上肢など露光部に好発する. 潰瘍化は稀である. In-transit 衛星病変など多発する症例もある. 当科で経験した症例を図 4-a に, 鑑別すべき疾患を表 1 に示す. MCC は多くが所属リンパ節に浸潤するため, センチネルリンパ節生検がステージングの決定に重要である. Stage I は径 2 cm 以内の局所病変, stage II は 2 cm 以上の局所病変, stage III は所属リンパ節転移, stage IV は所属リンパ節を越えた転移病巣を有する. 5 年生存率は stage I から IV まで, それぞれ 62.8%, 34.8〜54.6%, 26.8〜40.3%, 13.5% との報告がある.

2. 病理所見

　MCC の診断に欠かせないのが病理組織と免疫組織検査である. MCC は真皮内に巣状に集塊と

なった小型円形の腫瘍細胞であり, 細胞質が少ない比較的均一な核が特徴である. 当初の命名にあるように索状に細胞群が分布するパターンや, 巣状との混合型もある(図 4-b). ときにリンパ管内に浸潤する像もある. MCC に連続, あるいは混在して有棘細胞癌やボーエン病が合併することもあり, これは共通した多能性幹細胞由来の, 異なる細胞系列への発癌機序を想起させる. 稀な例外はあるが CK20 陽性, 神経内分泌系マーカーのchromogranin A, synaptophysin, neurofilamentなどが有用である. またウイルス陽性(VP)-MCCなら MCPyV LT に対する抗体も反応する. 細胞形態の酷似する肺小細胞癌(SCLC)の皮膚転移との鑑別にも有用である. SCLC ならば CK20, LTや neurofilament は陰性だが TTF1 陽性であることより鑑別可能である. 病理所見における鑑別を表 1 に挙げた.

3. 予後決定要因

　MCC の予後は原発腫瘍径の大きさと所属リンパ節転移や遠隔転移などの有無により大きく異なる. また, VP-MCC のほうが VN-MCC に較べて予後良好の傾向がある. VP-MCC 患者について, 血清の抗 VP1 抗体価あるいは抗 ST 抗体の検出が

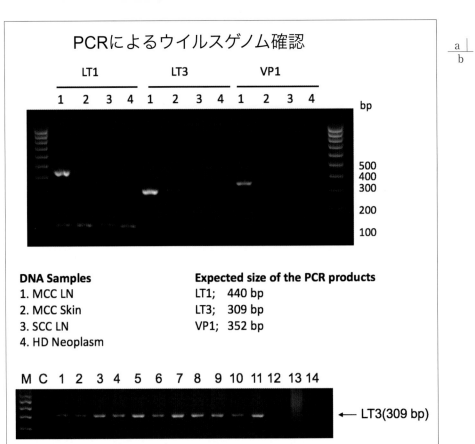

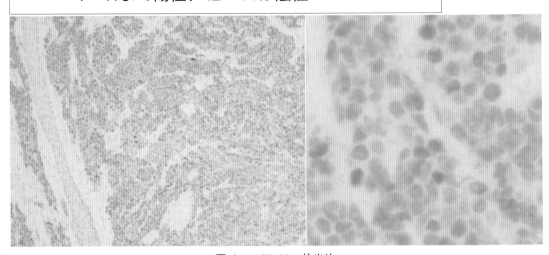

図 3. MCPyV の検出法

a：PCR による方法．我々はメルケル細胞癌の原発腫瘍，リンパ節転移，有棘細胞癌リンパ節転移，hematodermic neoplasma を MCPyV 特異的な PCR を行った．MCC のリンパ節転移病巣では LT1，LT3，VP1 のプライマーで増幅されるが，原発は LT3 でのみ検出できた．SCC，HD neoplasma ではどのプライマーを使っても増幅されない．以上より，このメルケル癌患者原発，リンパ節転移巣で MCPyV が検出でき，SCC，hematodermic neoplasma からも検出できなかった．この3種類のプライマーのうち LT3 が，最も感受性が高く検出できることも示された．LT3 プライマーによる PCR で，14 例の MCC のうち 11 例に MCPyV が検出された（文献 9 より引用）．

b：抗 LT-抗原に対する抗体(CM2B4)による免疫組織染色

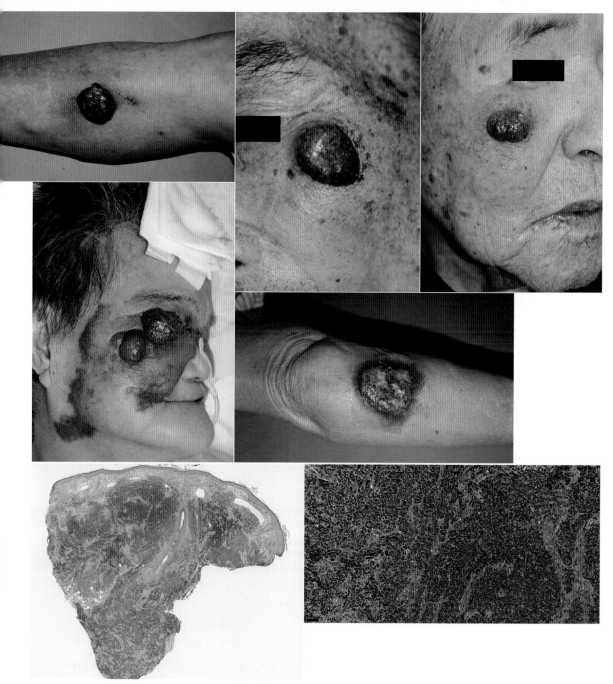

図 4. メルケル細胞癌の臨床と病理
a：当科で最近経験した症例．すべて露光部に発症している．
b：病理組織像(HE 染色)．巣状，索状の混合型

表 1.

１．臨床症状から鑑別すべき疾患	２．病理組織から鑑別すべき疾患
・囊腫	・基底細胞癌
・皮膚線維腫	・肺小細胞癌の皮膚転移
・隆起性皮膚線維肉腫	・リンパ芽球性リンパ腫
・無色素性メラノーマ	・未分化汗腺癌
・転移性皮膚癌	・メラノーマ
・リンパ腫	・ユーイング肉腫
・偽リンパ腫	・神経芽腫
・有棘細胞癌	・横紋筋肉腫
・付属器腫瘍	・類上皮癌

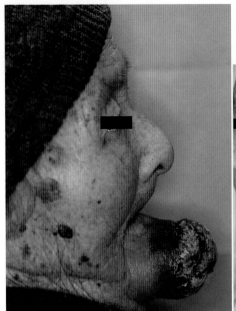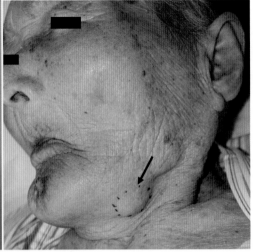

図 5. 放射線療法の効果　　　　　　　　　　　　a | b

99歳, 女性. 電子線による治療前（a）と 60 Gy 照射後（b）. 下顎の原発巣は消失した.
左側頸リンパ節への転移病変（矢印）は追加照射により完全に消失した.
　a：治療前
　b：放射線照射後（電子線で計 60 Gy）

あれば予後がよい傾向にあるが, 治療後も抗 ST 抗体が持続, あるいは再上昇があれば再燃の徴候であるとの報告がある. 原発腫瘍の自然退縮も予後良好の徴候であり, 患者の抗腫瘍免疫状態を反映している. VP-MCC は VN-MCC に比べて, 腫瘍内 CD8 陽性 T 細胞浸潤を含め免疫炎症反応が強く, 予後が比較的良好の根拠である.

治　療

1. 切　除

原発腫瘍は 1〜2 cm マージンで筋膜レベルまで十分に切除する. 術後アジュバントとして放射線照射をすることもある. センチネルリンパ節生検陽性（CK20 染色は必須）ならば所属リンパ節郭清あるいは放射線照射を行う.

2. 放射線療法

MCC は放射線感受性が高いこともあり, 手術のできない症例には第一選択となる. 当施設では電子線を計 60 Gy（3 Gy/日）照射する. 通常, 10 Gy 以上の照射にて明らかな退縮を認める. 当科で経験した超高齢患者で, 放射線治療前後の臨床像を

図 5 に供覧する. 原発腫瘍のみならず, 頸部リンパ節転移巣も放射線感受性が高い.

3. 化学療法

遠隔転移のある stage Ⅳ 患者に対して行うことがある. カルボプラチン, エトポシド, シクロフォスファミド, ドキソルビシンなどの単独や併用を行うが, 持続的な効果が少なく, 副作用も強いことより高齢者にとってはリスクが大きい.

4. 免疫療法

a）Ⅰ型インターフェロン

VN-MCC は VP-MCC に較べて MTB が高いため, これらから由来する新規抗原も多い. 一方, VP-MCC にはウイルス由来の抗原が発現し, いずれの場合も免疫療法における標的となりうる. しかし, MCC の約 8 割で MHC-class Ⅰ の減弱あるいは消失があるために, 腫瘍抗原特異的 CD8$^+$ 細胞が認識できない（免疫逸脱）. 我々が経験した, in-transit 皮膚転移に対する Ⅰ 型インターフェロン（IFN-β）腫瘍内投与が著効を示した症例を図 6 に供覧する[9]. IFN-β 投与により MCC 細胞の増殖が抑制されアポトーシスが散見されるようにな

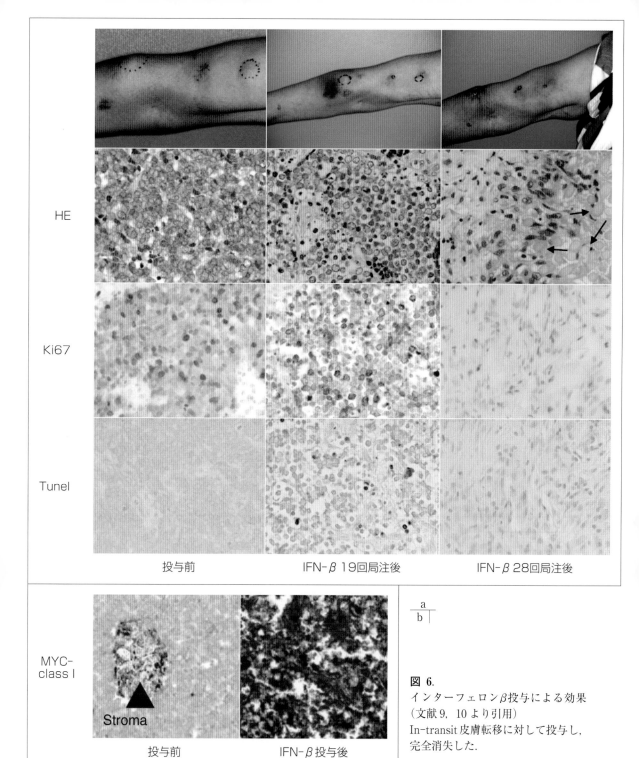

	投与前	IFN-β 19回局注後	IFN-β 28回局注後
HE			
Ki67			
Tunel			

MYC-class I

Stroma

投与前　　　　　　IFN-β 投与後

$\frac{a}{b}$

図 6.
インターフェロン β 投与による効果
（文献 9，10 より引用）
In-transit 皮膚転移に対して投与し，
完全消失した．

る（19 回投与後）．28 回投与後には腫瘍は消失，マクロファージと線維芽細胞に置き換わった（図 6-a）．興味深いことに，IFN-β 投与により MCC に発現していなかった MHC-class I が強く誘導さ れ（図 6-b），その後おそらく CD8[+] 細胞によって腫瘍は縮小したと考える[10)]．インターフェロンと同様に，放射線照射，エトポシド投与などによっても MCC に消失あるいは低下していた MHC-class I 発現が回復するとの報告があり，これらの治療は抗腫瘍免疫も高める可能性がある．

b）免疫チェックポイント阻害薬

MCC はメラノーマと同様，悪性度が高い一方，免疫原性も高い皮膚癌であることより，免疫チェックポイント PD-1/PDL-1 を標的とする臨床研究が行われた．抗 PDL-1 抗体の avelumab は，遠隔転移のある MCC 患者 88 例に対して CR 9%，PR 23%，SD 10% の効果を得，objective response rate(ORR)が 31.8% であった．さらに抗 PD-1 抗体 pembrolizumab は，同じく stage Ⅳ の MCC 患者 26 例に対して CR 15.4%，ORR 56% と効果的であった．本邦では，2017 年 9 月に転移性 MCC を対象として抗 PDL-1 抗体 avelumab「商品名：バベンチオ®」が承認された．今後は抗 PD-1 あるいは抗 CTLL4 抗体との併用など，他の免疫チェックポイント阻害薬も適用されると思われる．

解決すべき疑問および今後の問題点

MCC は稀な皮膚癌ではあるが，最近増加傾向にある．高齢化なども一因である．2008 年 MCC に MCPyV が発見されて以降，病因論のみならず治療学にも大きな進歩があった．しかし，いまだに不明な点は多い．以下，MCC の今後解き明かされるべきトピックスを列挙する．

1）MCC の由来細胞，起源およびその機序．

2）MCPyV の ST，LT が発症や病態維持における役割．

3）皮膚常在 MCPyV のゲノム DNA は，日本を含む東アジア型はコーカソイド型と異なることが明らかになっている[7]．これに関連して MCC の人種差はあるのか．

4）VN-MCC と VP-MCC の臨床的，病理組織の差．

5）MCC 免疫逸脱の機構と臨床．

6）VN-MCC と VP-MCC それぞれの免疫学的標的．

7）VN-MCC と VP-MCC の，免疫チェックポイント阻害薬の感受性．

8）免疫チェックポイント阻害薬療法に，化学療法や放射線療法併用の相加的効果．

さいごに

以上，MCC と MCPyV につき，基礎，臨床を含め最新の情報をまとめた．いまだ解明すべき謎は多い．特に，皮膚常在性ウイルスが細胞ゲノムに取り込まれた後，メルケル細胞様に transdifferentiation して発癌する機序は不明の点が多い．また，MCPyV を含まない MCC の発癌機序は UV だけで説明できるのか，あるいは他のウイルスが関与していないか，など興味の尽きることがない．最近，我々は polyomavirus 6，7 が乾癬患者皮膚など炎症性皮膚疾患にも関与することを発見している[11]．このように，virome と皮膚疾患の解明が MCC を端緒として始まることを期待したい．

文 献

1）Feng H, Shuda M, Chang Y, et al：Clonal integration of a polyomavirus in human Merkel cell carcinoma. *Science*, **319**：1096-1100, 2008.

2）Becker JC, Stang A, DeCaprio JA, et al：Merkel cell carcinoma. *Nat Rev Dis Primers*, **3**：17077, 2017.

3）Harms PW, Harms KL, Moore PS, et al：The biology and treatment of Merkel cell carcinoma：current understanding and research priorities. *Nat Rev Clin Oncol*, **15**：763-776, 2018.

4）Coggshall K, Tello TL, North JP, et al：Merkel cell carcinoma：An update and review：Pathogenesis, diagnosis, and staging. *J Am Acad Dermatol*, **78**：433-442, 2018.

5）Tello TL, Coggshall K, Yom SS, et al：Merkel cell carcinoma：An update and review：Current and future therapy. *J Am Acad Dermatol*, **78**：445-454, 2018.

6）Kervarrec T, Samimi M, Guyetant S, et al：Histogenesis of Merkel Cell Carcinoma：A Comprehensive Review. *Front Oncol*, **9**：451, 2019.

7）Hashida Y, Kamioka M, Tanaka M, et al：Ecology of Merkel Cell Polyomavirus in Healthy Skin Among Individuals in an Asian Cohort. *J*

Infect Dis, **213** : 1708-1716, 2016.

8) Hashida Y, Nakajima K, Nakajima H, et al : High load of Merkel cell polyomavirus DNA detected in the normal skin of Japanese patients with Merkel cell carcinoma. *J Clin Virol*, **82** : 101-107, 2016.

9) Nakajima H, Takaishi M, Yamamoto M, et al : Screening of the specific polyoma virus as diagnostic and prognostic tools for Merkel cell carcinoma. *J Dermatol Sci*, **56** : 211-213, 2009.

10) Paulson KG, Tegeder A, Willmes C, et al : Down-regulation of MHC-I expression is prevalent but reversible in Merkel cell carcinoma. *Cancer Immunol Res*, **2** : 1071-1079, 2014.

11) Hashida Y, Higuchi T, Tanaka M, et al : Prevalence and Viral Loads of Cutaneous Human Polyomaviruses in the Skin of Patients With Chronic Inflammatory Skin Diseases. *J Infect Dis*, **219** : 1564-1573, 2019.

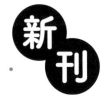

ストレスチェック時代の

睡眠・生活リズム
改善 実践マニュアル
―睡眠は健康寿命延伸へのパスポート―

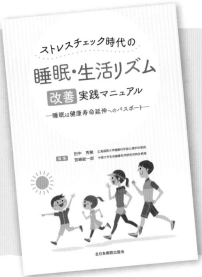

編集　田中　秀樹　広島国際大学健康科学部心理学科教授
　　　　　宮崎総一郎　中部大学生命健康科学研究所特任教授

2020年5月発行　B5判 168頁 定価（本体価格3,300円＋税）

睡眠に問題のある患者さんに、どのように指導・説明し、生活習慣やストレスを改善するのか？
子どもから高齢者まで誰にでも実践できる
睡眠指導のノウハウをこの一冊に凝縮しました！

本書巻末に実際に使用している資料を掲載！

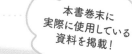
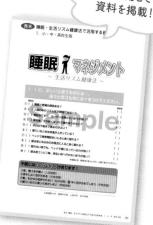

CONTENTS

全日本病院出版会
www.zenniti.com
〒113-0033 東京都文京区本郷 3-16-4　Tel：03-5689-5989
Fax：03-5689-8030

MB Derma, 297：95-102, 2020.

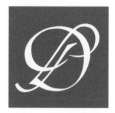

◆特集／ウイルス性疾患 最新の話題

沖縄におけるカポジ肉腫と HHV-8

山口さやか[*1]　粟澤遼子[*2]　高橋健造[*3]

Key words：カポジ肉腫(Kaposi sarcoma)，古典型カポジ肉腫(classic type Kaposi sarcoma)，医原性カポジ肉腫(iatrogenic Kaposi sarcoma)，エイズ型カポジ肉腫(AIDS-associated Kaposi sarcoma)，ヒトヘルペス 8 型ウイルス(human herpes virus 8；HHV-8)

Abstract　カポジ肉腫は，ヒトヘルペス 8 型ウイルス(HHV-8)によって生じる血管内皮細胞の中等度悪性腫瘍である．日本を含め先進国で発症するカポジ肉腫の大部分はエイズ型や医原性で，古典型カポジ肉腫は極めて稀である．しかし，例外的に沖縄の宮古島では古典型カポジ肉腫が好発する．

　50 歳以上の島民の古典型カポジ肉腫の発症率は，宮古島は日本本土と比較すると，男性で約 1,000 倍，女性で 450 倍であった．

　宮古島の抗 HHV-8 抗体陽性率は，男女差はなく約 15.4％で，東京や那覇市の約 11 倍であった．これより HHV-8 キャリアでの発症率は，宮古島や沖縄諸島は日本本土に比べ，男性では約 100 倍，女性では 60 倍高かった．宮古島での高発症の要因は，HHV-8 の感染率の高さ，沖縄に流布する HHV-8 ウイルスの特異性，民族ゲノムに存在すると考えられる疾患感受性遺伝子の少なくとも 3 点が関与している可能性がある．

ヒトヘルペス 8 型ウイルスとカポジ肉腫

　カポジ肉腫は，発癌性を持つγ-ヘルペスに属するヒトヘルペス 8 型ウイルス(HHV-8)によって生じる血管内皮細胞の悪性腫瘍である(図 1〜3)．HHV-8 は，カポジ肉腫関連ヘルペスウイルス(Kaposi sarcoma-associated herpes virus；KSHV)ともいわれる．

　HHV-8 は，血管内皮細胞，単球，B 細胞に潜在感染し，宿主の免疫能が低下したときに再活性化して増殖を開始する[1]．感染した血管内皮細胞が形質転換し，リンパ管内皮に類似した形質を呈し，カポジ肉腫を発症すると考えられている[1]．

　実際には，HHV-8 に感染したごく一部のキャリアのみがカポジ肉腫を発症することから，発症には宿主の免疫能や遺伝的な疾患感受性などが影響すると考えられる．

　カポジ肉腫の診断には，HHV-8 の潜伏感染タンパクの有無が有用であり，腫瘍細胞の核内にlatency-associated nuclear antigen(LANA-1)の発現の確認ができれば確定診断に至る(図 4)．また，腫瘍組織から PCR が増幅することでも，ほぼ確実に HHV-8 の DNA 断片が検出される．

　カポジ肉腫は，古典型，医原性，アフリカ型，エイズ型の 4 つに分類される[2]．古典型カポジ肉腫は，世界的にはシシリー島，サルディニア島など地中海沿岸，ペルー，イスラエルのアシュケナジー系ユダヤ人，さらに中国西部の新疆ウイグル自治区に好発する[3][4]．医原性カポジ肉腫は免疫抑制状態の患者に生じるが，古典型カポジ肉腫の多発する地域でより多く発症する[5]．最近の日本国

[*1] Sayaka YAMAGUCHI, 〒903-0215 沖縄県中頭郡西原町字上原 207　琉球大学大学院医学研究科皮膚科学講座，講師
[*2] Ryoko AWAZAWA, 同
[*3] Kenzo TAKAHASHI, 同，教授

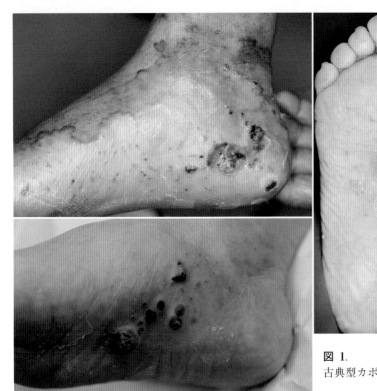
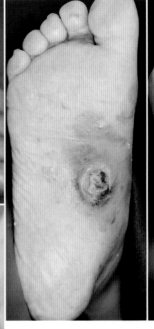
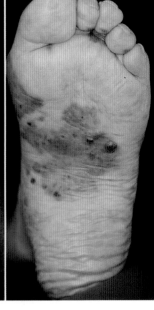

図 1.
古典型カポジ肉腫の臨床像

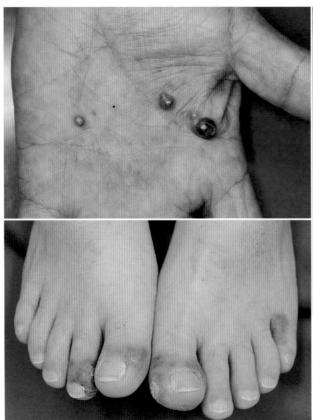
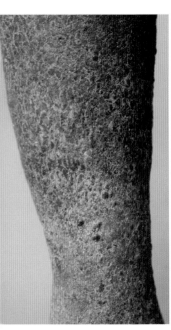

図 2.
医原性カポジ肉腫の臨床像

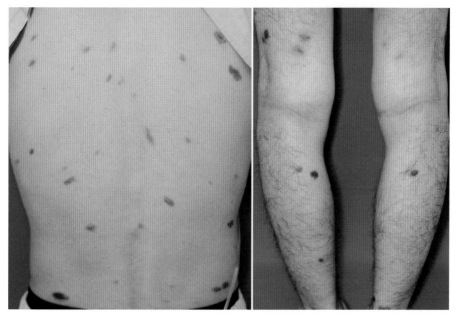

図 3. エイズ型カポジ肉腫の臨床像

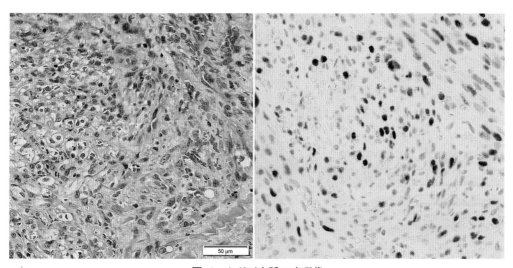

a | b

図 4. カポジ肉腫の病理像
a：HE 画像. 好塩基性の紡錘形の腫瘍細胞が増生し，管腔を形成している.
　管腔の内部に赤血球が充満し，一部血管外に赤血球が漏出している.
b：抗 LANA 抗体による免疫染色. 腫瘍細胞の核に発現している.

内ではカポジ肉腫の大部分がエイズ型であるが，沖縄県，特に宮古島においては古典型と医原性カポジ肉腫の発生頻度が，沖縄本島や本州などの他地域と比較して極めて高い.

沖縄に多発するカポジ肉腫

日本を含め先進国で発症するカポジ肉腫の大部分は，治療の遅れたエイズ患者に発症するエイズ型や，免疫抑制剤などの使用による医原性カポジ肉腫であり，古典型カポジ肉腫の発症は極めて稀であるが，沖縄の宮古島では古典型カポジ肉腫が好発することが知られていた.

琉球大学と県内の関連病院において，過去31年間に非エイズ型カポジ肉腫(古典型＋医原性カポジ肉腫)症例は61例あり，うち30症例は宮古島の出身であった[6)7)]. 沖縄県の全人口が約140万人，

		日 本 （沖縄を除く）	沖 縄 （宮古を除く）	宮古島
男 性	人 口	$2.0×10^7$	$1.7×10^5$	$9.7×10^3$
	症例数	51	17	25
	発症率 （/10万人/年）	0.0082　×40→　　×25→	0.33	8.3
		←―――――――――×1,000―――――――――→		
女 性	人 口	$2.4×10^7$	$2.0×10^5$	$1.1×10^4$
	症例数	23	13	5
	発症率 （/10万人/年）	0.0031　×70→　　×7→	0.21	1.4
		←―――――――――×450―――――――――→		
発症率 男女比		2.7	1.6	5.9

表 1.
50 歳以上の非エイズ型（古典型＋医原性）カポジ肉腫の発症率
（文献 6 Table 2 より改訂し掲載）
日本本土と比較すると，宮古島では男性では 1,000 倍，女性では 450 倍の発症率である．

宮古島の現在の島人口が約 5.5 万人であり，その対人口比のカポジ肉腫発生率は，沖縄県のなかでも圧倒的に宮古島出身者に多い．宮古島に隣接している八重山諸島は，人口が 5 万人と宮古島と同規模と考えられるが，八重山諸島出身者では，4 人の発症のみであった．

一方，同じ期間内での日本本土における非エイズ型カポジ肉腫は 79 例であった．日本全体の患者数は過去の論文や学会報告に基づいたものであり，実際の症例数とは多少の解離があると考えられるが，計算上，日本本土での発症数は癌登録のシステムのある英国の半数程度であり，英国はカポジ肉腫の低発症国であることから，日本全体としてはカポジ肉腫の高発症国ではないと考えられる．

人口比率を考慮したうえで，50 歳以上の古典型カポジ肉腫の男性の発症率（10 万人あたり/年）を計算すると，日本本土（沖縄を除く）は 0.0082，沖縄本島（宮古島除く）0.33，宮古島は 8.3 であった（表 1）．つまり，宮古島は日本本土と比較して約 1,000 倍の発症率があった．同様に女性では，450 倍の発症率であった[6)7)]．

宮古島の全体の発症率は 10 万人あたり年間 0.87 であり，宮古島は男女とも，世界でも地中海沿岸のサルディニアやシシリー島に匹敵する高発症地域であり，カポジ肉腫の世界の 5 大発症地域といえる．さらに，この 30 年間の発症率の推移をみると，日本全体では発症報告数は増加していないが，沖縄県全体では約 2.5 倍，宮古島では約 7 倍と発症数が増加している[6)7)]．

HHV-8 キャリアについて

HHV-8 の感染率は地域差があり，地中海地域では成人の 15～25％であるのに対し[8)]，アメリカ，西ヨーロッパ，日本では 10％未満と低い[9)]．宮古島の基幹病院を受診した他診療科などの一般外来の患者 1,132 人を対象とし，血清中の抗 HHV-8 抗体の有無を調べ，日本本土，沖縄本島のデータと比較した（表 2）．

宮古島での抗 HHV-8 抗体の陽性率は，男女差なく約 15.4％で，全く同手法で測定した東京地区や那覇市の 1.4％に比較すると約 11 倍の陽性率であった[6)7)]．しかし，この HHV-8 の感染率だけで，1,000 倍という宮古島男性の発症率を説明することはできない．HHV-8 キャリアにおける発症率（10 万人あたり/年）は，日本全体，沖縄，宮古島を比較すると，男性で，それぞれ 0.00034，0.032，0.045 であった．女性では，順に 0.00013，0.0089，0.008 であり，宮古島や沖縄諸島は日本本土に比べ，男性では約 100 倍，女性では 60 倍高かった（表 3）[6)7)]．

宮古島とその他の沖縄諸島のカポジ肉腫の発症率の違いは HHV-8 の感染率によるものと考えられるが，沖縄と日本本土の発症率の違いは感染率だけでは説明できない．また，世界でも沖縄でも，男性が女性よりも数倍発症しやすい傾向について，その理由はまだ解明されていない．

現時点で考える沖縄県，宮古島でのカポジ肉腫

の高発症には，HHV-8 の感染率の高さ，沖縄に流布する HHV-8 の特異性，琉球民族ゲノムに存在するかもしれない疾患感受性遺伝子，この 3 点の関与が考えられる．

沖縄に流布する HHV-8 ウイルスの特異性

宮古島に流布する HHV-8 ウイルスの特徴について調べるために，発症地域別に HHV-8 ウイルスゲノムを取得し比較した．東京における古典型カポジ肉腫と，宮古島や沖縄本島出身の古典型カポジ肉腫患者の腫瘍組織より，HHV-8 ウイルスゲノムの全長 138 kbp を断片に分けて PCR 増幅し，次世代シークエンサーにて塩基配列を決定した．また，ネット上に公開された欧米やアフリカ由来の HHV-8 由来の配列を取得した．これらの全塩基配列をもとにしたゲノム系統樹を作成すると，東京や宮古島に流布する HHV-8 ゲノムは，欧米やアフリカ由来の HHV-8 とは異なるクラスターを形成した（図 5）[6)7)]．さらに，宮古・沖縄地方に流布する HHV-8 は，日本本土由来の HHV-8 にはない変異が共通に存在し，そのなかには世界的に同定されてない変異が 8 つ含まれていた[6)7)]．これらの沖縄・宮古島に特異的にみられる遺伝子変異が HHV-8 ウイルスの発癌性にどう関与するの

表 2. 宮古島における血清抗 HHV-8 抗体の陽性率（n＝1,132）（文献 6 Table 3 より改訂し掲載）若年者から高齢者へかけ徐々に，特に 50 歳から 60 歳の年代で感染率が上がっている．

年　齢	男性(%)	女性(%)	総計(%)
10〜19	0	15.4	8.7
20〜29	33.3	0	3.6
30〜39	0	1.7	1.2
40〜49	3.0	8.5	6.3
50〜59	10.2	11.0	10.6
60〜69	14.7	20.2	16.9
70〜79	22.7	19.7	21.4
80〜89	23.9	18.9	22.0
90〜97	16.7	25.0	20.8
Total	16.6	14.1	15.4

か，今後検討する必要があるが，沖縄や宮古島における HHV-8 は，日本本土とは異なる性質を持つ可能性がある．

民族ゲノムの疾患感受性遺伝子の関与

カポジ肉腫は，HHV-8 キャリアのごく一部でのみ発症することから，発症には宿主の免疫能や遺伝的な疾患感受性などが影響すると考えられる．

ウイグルでは，ウイグル民族の 21%，漢民族の 19% が HHV-8 のキャリアであるが，カポジ肉腫は，ほとんどがウイグル民族出身者であると報告されている[4)]．またカポジ肉腫のなかには，家族

表 3. HHV-8 キャリアにおけるカポジ肉腫発症率（50 歳以上）（文献 6 Table 2 より改訂し掲載）

		日　本（沖縄を除く）	沖　縄（宮古を除く）	宮古島
男 性	発症率	0.0082	0.24	8.3
	HHV-8 感染率	2.4	1.0	18
	キャリアの年間発症率(%)	0.00034	0.032	0.045
女 性	発症率	0.0031	0.15	1.4
	HHV-8 感染率	2.4	2.4	18
	キャリアの年間発症率(%)	0.00013	0.0089	0.008
発症率 男女比		2.6	3.6	5.6

（男性の年間発症率：×100，×1.4，×130）
（女性の年間発症率：×70，×60）

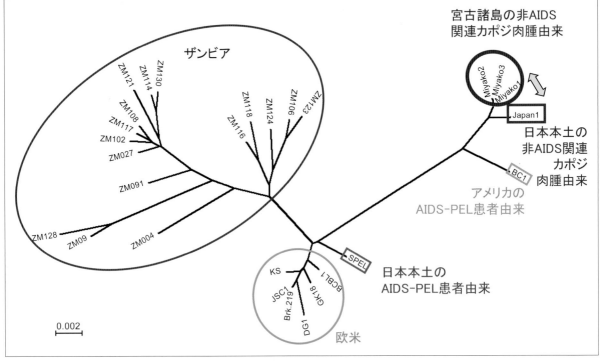

図 5. HHV-8 全ゲノム系統樹（文献 6 Figure 1 より改訂し掲載）
地理的由来により，それぞれクラスターを形成した．

性カポジ肉腫，あるいは小児発症カポジ肉腫といわれる遺伝性カポジ肉腫が知られており，*OX40*, *TNFRSF4*, *STIM1*, *STAT4*, *INFgR1*, *CD40L*, *WAS* など，主に腫瘍免疫に関する遺伝子の変異が原因として同定されている．

沖縄のカポジ肉腫患者のエクソーム解析では，これら既知の原因遺伝子に病因となり得る遺伝子変異は見つからず[6)7)]，カポジ肉腫高発症の背景に，沖縄の民族的な疾患感受性遺伝子の関与があるのかは不明である．

しかし，沖縄や宮古島島民に，カポジ肉腫に罹患しやすい遺伝的背景が存在するのではないかと考える背景には，日本本土でのカポジ肉腫患者の報告の地域的偏りが挙げられる．沖縄を除く，日本全体から報告された 79 症例の非エイズ型カポジ肉腫において，23 症例が北海道からの報告であった．琉球民族と北海道のアイヌ民族は，古くは縄文人といわれる古来日本人の系譜に近いとされ，世界的にもカポジ肉腫の発症には民族差があることから，これら縄文人系譜に何らかの疾患感受性が存在するのではないかと考えている[7)]．

沖縄のカポジ肉腫症例について

1．病型別発症頻度

沖縄での古典型カポジ肉腫は男性 28 例，女性 10 例で，男女比は 2.8：1，平均年齢は 78.6 歳（56〜93 歳）であった．医原性カポジ肉腫は，男性 13 例，女性 9 例で，男女比 1.4：1，平均年齢は 76.5 歳（56〜92 歳）であった．エイズ型カポジ肉腫は全例男性で 12 例あり，平均年齢は 36.8 歳（23〜57 歳）であった．いずれも男性に多かった．

2．カポジ肉腫の発生部位

古典型，医原性カポジ肉腫とも，下肢に病変を有する症例が最も多く，古典型の 94.7％，医原性の 78.3％に下肢に病変がみられた．エイズ型カポジ肉腫でも，58.3％が下肢に病変があり，皮膚症状のなかでは一番出現しやすい部位といえる．

古典型や医原性カポジ肉腫では，ほとんどの症例が皮膚に限局していたが，エイズ型カポジ肉腫では，多くの症例で皮膚外病変があり，部位としては消化管が最も多く，その他では口腔内，リンパ節，肺にみられた．腹部リンパ節や小腸のみに

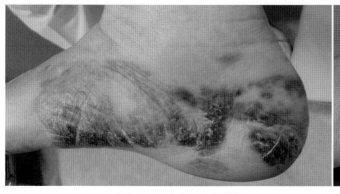 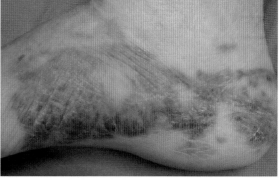

a．イミキモドクリーム外用前　　　　　　　　b．イミキモドクリーム外用 3 か月後

図 6．古典型カポジ肉腫に対するイミキモド外用治療
治療前と治療後の臨床像．夜に外用し，朝洗い流す処置を週に 3 回行う．

発症し，皮膚病変を有しない症例もあった．

カポジ肉腫の治療

　カポジ肉腫では溶解感染の状態にある HHV-8 はごくわずかであり，ウイルスの複製を阻害する抗ウイルス薬では，HHV-8 ウイルスを体内から完全に排除することはできないとされる．

　実際，HHV-8 の複製は抗ウイルス薬のバルガンシクロビルにより抑制されるが，カポジ肉腫患者への投与前後では HHV-8 の DNA 量は変化せず[10]，発症したカポジ肉腫への効果は限定的と考えられる．

　古典型カポジ肉腫は進行が非常に緩徐であるため，すべての患者が治療の対象とはならず，未治療で経過をみる症例もある．出血や疼痛，浮腫といった臨床症状や，整容面や皮膚外病変の有無を勘案し，限局性の古典型カポジ肉腫では単純切除，冷凍凝固法，放射線治療，イミキモド外用などの局所療法より選択する．しかし，進行が早く多発する症例や，皮膚外病変を生じた症例ではタキサン系薬剤による全身療法を要することもある．

　エイズ関連型カポジ肉腫症例には抗 HIV 療法（ART）の強化や，医原性カポジ肉腫では免疫抑制剤の減量や中止により腫瘍が軽快する．

　カポジ肉腫に対するイミキモド外用療法は，初期で病変が小さく，免疫能の保たれた患者において有効であったとされる[11]．琉球大学でもイミキモド外用が有効であった症例がある（図 6）．

　タキサン系薬剤による治療は，効果発現が早く，患者の QOL を短期間で回復させるが，高頻度に再発する．また，投与時の浮腫と過敏症状の軽減を目的としたステロイドの前投与も回数を重ねると，抗癌剤の影響も併せて患者の免疫機能を低下させることになり，カポジ肉腫の悪化につながりかねない．

文　献

1) Hong YK, Foreman K, Shin JW, et al：Lymphatic reprogramming of blood vascular endothelium by Kaposi sarcoma-associated herpesvirus. *Nat Genet*, **36**：683, 2004.

2) Ruocco E, Ruocco V, Tornesello ML, et al：Kaposi's sarcoma：etiology and pathogenesis, inducing factors, causal associations, and treatments：facts and controversies. *Clin Dermatol*, **31**：413-422, 2013.

3) Schwartz RA, Micali G, Nasca MR, et al：Kaposi sarcoma：a continuing conundrum. *J Am Acad Dermatol*, **59**：179-206；207-208, 2008.

4) He F, Wang X, He B, et al：Human herpesvirus 8：serovprevalence and correlates in tumor patients from Xinjiang, China. *J Med Virol*, **79**：161-166, 2007.

5) Penn I：Kaposi's sarcoma in transplant recipients. *Transplantation*, **64**：669-673, 1997.

6) Awazawa R, Utsumi D, Katano H, et al：High Prevalence of Distinct Human Herpesvirus 8 Contributes to the High Incidence of Non-

acquired Immune Deficiency Syndrome-Associated Kaposi's Sarcoma in Isolated Japanese Islands. *J Infect Dis*, **216**：850-858, 2017.

7) 高橋健造：沖縄の多彩な皮膚病の現状と，疾患背景の理解. 日ハンセン病会誌, **88**：39-41, 2019.

8) Cattani P, Cerimele F, Porta D, et al：Age-specific seroprevalence of human herpesvirus 8 in Mediterranean regions. *Clin Microbiol Infect*, **9**：274-279, 2013.

9) Minhas V, Wood C：Epidemiology and transmission of Kaposi's sarcoma-associated herpesvirus. *Viruses*, **6**：4178-4194, 2014.

10) Boivin G, Gaudreau A, Toma E, et al：Human herpesvirus 8 DNA load in leukocytes of human immunodeficiency virus-infected subjects：correlation with the presence of Kaposi's sarcoma and response to anticytomegalovirus therapy. *Antimicrob Agents Chemother*, **43**：377, 1999.

11) Célestin Schartz NE, Chevret S, Paz C, et al：Imiquimod 5% cream for treatment of HIV-negative Kaposi's sarcoma skin lesions：A phase Ⅰ to Ⅱ, open-label trial in 17 patients. *J Am Acad Dermatol*, **58**：585, 2008.

FAX 専用注文用紙 5,000 円以上代金引換 (皮 '20.5)

Derma 年間定期購読申し込み（送料無料）	
□ 2020 年__月〜12 月　　□ 2019 年 1 月〜12 月（定価 41,690 円）	

□ Derma バックナンバー申し込み	
No.	

Monthly Book Derma. 創刊 20 周年記念書籍 □ そこが知りたい 達人が伝授する日常皮膚診療の極意と裏ワザ（定価 13,200 円）	冊
Monthly Book Derma. 創刊 15 周年記念書籍 □ 匠に学ぶ皮膚科外用療法―古きを生かす，最新を使う―（定価 7,150 円）	冊
Monthly Book Derma. No. 294（'20.4 月増刊号） □ "顔の赤み" 鑑別・治療アトラス（定価 6,380 円）**新刊**	冊
Monthly Book Derma. No. 288（'19.10 月増大号） □ 実践！皮膚外科小手術・皮弁術アトラス（定価 5,280 円）	冊
Monthly Book Derma. No. 281（'19.4 月増刊号） □ これで鑑別は OK！ ダーモスコピー診断アトラス（定価 6,160 円）	冊
Monthly Book Derma. No. 275（'18.10 月増大号） □ 外来でてこずる皮膚疾患の治療の極意（定価 5,280 円）	冊
Monthly Book Derma. No. 268（'18.4 月増刊号） □ これが皮膚科診療スペシャリストの目線！ 診断・検査マニュアル（定価 6,160 円）	冊
Monthly Book Derma. No. 262（'17.10 月増大号） □ 再考！美容皮膚診療―自然な若返りを望む患者への治療のコツ―（定価 5,280 円）	冊

PEPARS 年間定期購読申し込み（送料無料）	
□ 2020 年__月〜12 月　　□ 2019 年 1 月〜12 月（定価 42,020 円）	

□ PEPARS バックナンバー申し込み　　No.	

PEPARS No. 147（'19.3 月増大号） □ 美容医療の安全管理とトラブルシューティング（定価 5,720 円）	冊
PEPARS No. 135（'18.3 月増大号） □ ベーシック＆アドバンス 皮弁テクニック（定価 5,720 円）	冊
□ ストレスチェック時代の睡眠・生活リズム改善実践マニュアル（定価 3,630 円）**新刊**	冊
□ 美容外科手術―合併症と対策―（定価 22,000 円）**新刊**	冊
□ グラフィック リンパ浮腫診断―医療・看護の現場で役立つケーススタディ―（定価 7,480 円）	冊
□ 足育学 外来でみるフットケア・フットヘルスウェア（定価 7,700 円）	冊
□ ケロイド・肥厚性瘢痕 診断・治療指針 2018（定価 4,180 円）	冊
□ 実践アトラス 美容外科注入治療 改訂第 2 版（定価 9,900 円）	冊
□ Non-Surgical 美容医療超実践講座（定価 15,400 円）	冊
□ カラーアトラス 爪の診療実践ガイド（定価 7,920 円）	冊
□ スキルアップ！ニキビ治療実践マニュアル（定価 5,720 円）	冊
□ イチからはじめる 美容医療機器の理論と実践（定価 6,600 円）	冊

その他（雑誌名/号数，書名をご記入ください） □	冊

お名前	フリガナ		診療科
		要捺印	

ご送付先	〒　　　―

TEL：　　　（　　　　）　　　　　　　FAX：　　　（　　　　）

FAX 03-5689-8030 全日本病院出版会行

年　月　日

住所変更届け

お名前	フリガナ	
お客様番号		毎回お送りしています封筒のお名前の右上に印字されております8ケタの番号をご記入下さい。
新お届け先	〒　　　　都道府県	
新電話番号	（　　　　　）	
変更日付	年　月　日より	月号より
旧お届け先	〒	

※ 年間購読を注文されております雑誌・書籍名に✓を付けて下さい。

- ☐ Monthly Book Orthopaedics （月刊誌）
- ☐ Monthly Book Derma. （月刊誌）
- ☐ 整形外科最小侵襲手術ジャーナル （季刊誌）
- ☐ Monthly Book Medical Rehabilitation （月刊誌）
- ☐ Monthly Book ENTONI （月刊誌）
- ☐ PEPARS （月刊誌）
- ☐ Monthly Book OCULISTA （月刊誌）

バックナンバー 一覧

2020 年5月現在

Monthly Book

デルマ Derma.

―――― 2020 年度　年間購読料　42,130 円 ――――
通常号 2,750 円（本体価格 2,500 円＋税）× 11 冊
増大号 5,500 円（本体価格 5,000 円＋税）× 1 冊
増刊号 6,380 円（本体価格 5,800 円＋税）× 1 冊

※各号定価：本体 2,500 円＋税（増刊・増大号は除く）
※ 2015 年以前のバックナンバーにつきましては，弊社ホームページ（https://www.zenniti.com）をご覧ください。

| 編集主幹：照井　正　日本大学教授 | No. 297　編集企画： |
| 大山　学　杏林大学教授 | 浅田秀夫　奈良県立医科大学教授 |

Monthly Book Derma. No. 297

2020 年 6 月 15 日発行(毎月 15 日発行)
定価は表紙に表示してあります.
Printed in Japan

発行者　　末 定 広 光
発行所　　株式会社　全日本病院出版会
〒 113-0033 東京都文京区本郷 3 丁目 16 番 4 号 7 階
電話 (03)5689-5989　Fax (03)5689-8030
郵便振替口座 00160-9-58753
印刷・製本　三報社印刷株式会社　　電話 (03)3637-0005
広告取扱店　㈱メディカルブレーン　電話 (03)3814-5980